CAUSERIES POUR LES MÉDECINS

TROISIÈME SÉRIE

PRESCRIPTIONS

ET

RECOMMANDATIONS

PAR

Le Dʳ L. GRELLETY

Médecin consultant à Vichy,
Ancien Secrétaire des Sociétés de Thérapeutique et d'Hydrologie,
Lauréat de l'Académie (médaille d'argent des Eaux minérales),
Membre du Concours médical, de la Société française d'hygiène,
Correspondant des Sociétés médicales d'Angers, Bordeaux,
Caen, Le Mans, Lille, Lyon, Marseille, Nice, Orléans,
La Rochelle, Reims, Toulouse,
Tours et Varsovie.

PROTAT FRÈRES, IMPRIMEURS

PRINCIPALES PUBLICATIONS DU MÊME AUTEUR

1873. De l'hématurie dite essentielle. In-8 de 40 pages.

1874. Vichy médical. Guide des malades à Vichy. In-12 de 360 pages.

1876. De l'hygiène et du régime des malades. In-18 de 80 pages. — 2ᵉ édit. en 1884. — 3ᵉ édit., in-12 de 134 pages en 1888.

1877. Influence de l'abus du tabac sur le tube digestif. (*Médaille.*)

1878. Contribution à la thérapeutique de quelques dermatoses de nature arthritique. In-8 de 48 pages. G. Baillière.
Bibliographie de Vichy, suivie d'une notice sur les eaux et le traitement du diabète. In-8 de 70 pages. *Couron. par l'Académie.*

1879. Du climat de Nice et des maladies traitées dans cette ville, particulièrement de la phtisie. In-8 de 20 pages.
Des divers traitements de la fièvre typhoïde. *Couronné au Concours par la Société médicale de Tours.*

1880. Une cure thermale aux eaux de Vichy pendant le xviiᵉ siècle. *Revue scientifique,* nº du 27 mars.
Le mariage, ses charmes et ses devoirs. Ed. elzévir sur papier de Hollande, in-12 de 150 pages. Imp. Protat. *Médaille d'honneur de la Société d'encouragement au bien.* — 2ᵉ édit. en 1891. In-12 de 245 pages.
Des principales complications du diabète. In-8, Lyon.
Analyse et compte rendu des 17 thèses d'agrégation en médecine soutenues en mars 1880. G. Masson, in-8 de 130 pages.

1881. Notice sur les eaux de Vichy et réfutation de la prétendue cachexie alcaline. In-8 de 74 pages, traduit en plusieurs langues.
Des précautions hygiéniques à prendre contre la fièvre typhoïde. In-8 de 24 pages, publié par la *Société française d'hygiène.*
Traité élémentaire de la fièvre typhoïde. 1 vol. de 420 pages.

1884. Traitement du psoriaris par la traumaticine chrysophanique.
Pour tuer le temps. Livre d'heures... perdues. In-8 de 300 pages.

1885. De la lithiase biliaire et de la pseudo-gravelle hépatique. (J. de méd. de Bordeaux, 27 septembre.)

1886. Vichy et ses eaux minérales, 4ᵉ éd., in-12 de 530 pages. A. Delahaye et Lecrosnier.

1887. Des accidents cutanés produits par le bromure de potassium. De la syphilis conceptionnelle (2 brochures de 20 pages chacune).

1888. Inconvénients du silence imposé dans les pensions pendant les repas. In-8 de 15 pages.
De l'influence de la menstruation et des états pathologique de l'utérus sur les maladies cutanées. In-12 de 35 pages.

1889. Indications de la cure de Vichy. In-18 de 46 pages.

1890. Contribution à l'étude des gros calculs biliaires.

1891. Pour les médecins. — Causeries, in-12 de 300 pages.
Guide dans les maladies du foie. In-18 de 120 pages.

1892. Direction de la *Revue thermale et balnéaire,* nombreux articles dans le *Concours médical,* le *Journal de Paris,* la *Gazette de gynécologie,* etc.

1893. Hygiène et régime des malades à Vichy, 4ᵉ édit., in-18 de 200 pages.
La cure de Vichy. Du moment le plus propice pour y suivre un traitement. In-12 de 20 pages.

1894. Questions professionnelles (in-12 de 300 pages. *Société d'éditions scientifiques*).

1895. Trois brochures : Aimons-nous, Aidons-nous. — L'heure du lever dans les pensionnats. — De l'importance sociale des villes d'eaux.
Feuilletons du *Concours médical.*

1896. Plusieurs brochures et feuilletons.

1897. De quelques progrès à réaliser dans l'hygiène des pensionnats. In-8 de 95 pages.
Encombrement et dépréciation de la profession médicale. In-12 de 42 pages.

1898. Le médecin de famille.

MACON, PROTAT FRÈRES, IMPRIMEURS.

CAUSERIES POUR LES MÉDECINS

———

BOUTADES

ET

REVENDICATIONS

TROISIÈME SÉRIE

BOUTADES

ET

REVENDICATIONS

PAR

Le Dr L. GRELLETY

Médecin consultant à Vichy,
Ancien Secrétaire des Sociétés de Thérapeutique et d'Hydrologie,
Lauréat de l'Académie (médaille d'argent des Eaux minérales),
Membre du Concours médical, de la Société française d'hygiène,
Correspondant des Sociétés médicales d'Angers, Bordeaux,
Caen, Le Mans, Lille, Lyon, Marseille, Nice, Orléans,
La Rochelle, Reims, Toulouse,
Tours et Varsovie,

MACON

PROTAT FRÈRES, IMPRIMEURS

1898

EXCUSES PRÉLIMINAIRES

Eh bien, oui, c'est encore un volume de Causeries, et j'éprouve presque le besoin de plaider les circonstances atténuantes. On conserve paternellement des articles ouvrés avec indépendance, au hasard de l'actualité ; on croit y avoir mis l'essence de ses pensées, le résumé de son expérience, et, un beau jour, sans avoir rien prémédité, on se laisse aller et on livre le tout à un imprimeur, qui vous entraîne avec d'habiles flatteries.

De là, cette troisième récidive, nullement ourdie sournoisement, je vous l'assure, et qui, si elle a été conçue dans le plaisir, n'a pas été menée à terme avec fatigue, ni enfantée dans la douleur, comme certains ouvrages dont parle Beaumarchais.

Si mes premières élucubrations ne vous ont pas semblé trop indigestes, j'espère que vous consentirez au moins à feuilleter ces pages sans

prétention, où j'ai effleuré plusieurs des questions qui passionnent le corps médical. C'est pour
lui que j'ai pris la plume et non pour les pensionnats de demoiselles auxquelles ne conviennent
que les viandes littéraires... blanches, selon l'expression pittoresque de Huysmans.

Mon livre n'a donc pas reçu de visa sanitaire
et orthodoxe d'aucun prélat. J'aime à croire
cependant que cela ne vous empêchera pas de le
parcourir sans parti-pris, ni sévérité préconçue.
En cas de satiété, vous n'aurez qu'à le jeter
au panier, ou... ailleurs ; mais, franchement,
j'aimerais mieux qu'il reçût un bon accueil,
qu'il vous tint compagnie, ne serait-ce qu'un
quart d'heure, et que ces quinze minutes ne vous
semblent pas trop longues.

Bah! laissez-vous faire, soyez indulgent et
nous pourrons faire route ensemble jusqu'au vil-
lage voisin.

AUTOBIOGRAPHIE

J'aurais pu tomber dans le travers contemporain, qui consiste à se faire reproduire, sans modestie et sans discrétion, de face et de trois-quarts, au collodion, à l'huile et même en marbre. Rappelez-vous les laideurs innombrables qui déshonorent les expositions dites artistiques.

Mais, si je n'ai pas étalé prétentieusement mes traits au frontispice de ce livre, qu'il me soit au moins permis de donner une silhouette de l'auteur de ces causeries, encore sain de corps et d'esprit, et de le présenter, avec bienveillance naturellement, à ceux qui ne le connaissent pas.

Je suis né, et je ne crois pas que ce soit sous un chou, vers la fin de l'an de grâce ou de disgrâce 1847..... Passons, c'est une date à oublier. Je n'ai pas été élevé au biberon ; je fus vacciné dès l'âge le plus tendre ; je ne porte pas de flanelle, ne possède aucun compte courant à la caisse d'épargne et n'ai pas d'infirmités précoces.

Je ne puis me vanter d'actes éclatants, comme d'avoir arrêté un train rapide, un cheval emporté ou abattu douze perdreaux d'un seul coup de fusil ; je n'ai encore repêché aucun noyé, ni triomphé dans aucune course vélocipédique ; mais ce sont des lauriers que je n'ambitionne pas de cueillir.

Vous ne tenez pas à savoir, je suppose, si je préfère les asperges à l'huile ou à la sauce blanche, si mon palais s'accommode mal des œufs ou des poissons, qui ne sont pas d'une fraîcheur irréprochable. Mieux vaut vous dire sans ambages que j'ai toujours trouvé les impôts fort élevés et payé mes contributions à regret et de mauvaise grâce, que je préfère les vins naturels, ceux qui ont les reflets brillants du rubis ou de l'or et inspirent la bonne humeur, aux breuvages inqualifiables qu'on leur substitue trop fréquemment.

Tout en ayant rarement béni le jour où ma

mère m'infligea l'existence, selon le mot de Chateaubriand, maintenant que j'en ai pris l'habitude, je tiens à la vie comme Rachel, et je n'y renoncerai que contraint et forcé, le plus tard possible.

Si vous avez mon âge, ce que je ne vous souhaite pas, je suppose que vous devez être aussi partisan du *statu quo*. On peut d'ailleurs se faire durer, en évitant les secousses cérébrales, le surmenage sous toutes ses formes, le jeu, la politique, les romans et les pièces lugubres, les confidences tristes et les cérémonies mortuaires.

Je suis soucieux de ne laisser échapper aucune félicité saine, intellectuelle, artistique et autres. C'est pour moi une des joies de l'existence d'avoir quelqu'un ou quelque chose à admirer, de pouvoir m'extasier sur le talent et le mérite de mes contemporains. Malheureusement, l'occasion ne s'en présente pas assez souvent.

L'expérience m'a appris l'importance du dicton qui veut qu'on ménage la chèvre et le chou; je cherche à rester en bons termes avec les deux. Néanmoins, j'estime avec l'un de nos anciens qu'il est bon, de temps en temps, de remonter le courant des opinions, surtout si elles sont communes et publiques, attendu que toute manière de voir devenant peu à peu une sottise, par cela seul qu'elle dure, s'obstiner dans une idée, c'est risquer de s'entêter dans un préjugé, dans les redites et les sentiments serinés.

Je me sens attiré par les élégances raffinées, la discrétion d'allures, la tempérance du verbe, encore plus que par les simplicités sauvages, la candeur et l'ingénuité des sentiments. Je ne puis me défendre d'un certain dédain pour l'exagération des gestes et de la voix, les déclamations ampoulées, les demi-éducations et les banalités provinciales.

Sans être précisément orgueilleux, j'aime à me figurer que je suis pétri d'une autre argile que les courtauds de boutique, les larbins et certains financiers, qui ont une pièce de cent sous à la place du cœur. C'est dire que je ne recherche pas leur société et que je suis méticuleusement le conseil de Gabriel Prévost, lequel recommande d'éviter les contacts psychiques, susceptibles de déposer une sorte de sédiment néfaste sur notre faculté de penser :

« Il y a des esprits, dit-il, qui vous communiquent la santé, comme d'autres la maladie ; une force transmissible est chez ceux-là ; de ceux-ci émane une inertie atrophiante. »

Je préfère donc le quinquina intellectuel aux mixtures perfides que les nuls, les déséquilibrés ou les méchants pourraient me faire avaler.

Je crois qu'il faut être vertueux et honnête, quand ce ne serait que pour se différencier du commun ; ne jamais marcher sans but et ne pas avoir peur du progrès, des nouveautés, fussent-elles aux antipodes de ce qui a été admis jusqu'ici.

Je n'ai jamais mangé à aucun ratelier et ne professe pas les opinions qui engraissent, procurent places et distinctions.

Soucieux d'indépendance, j'ai toujours évité la popularité qu'il faut acheter et dont on traîne le boulet, me contentant de l'attachement de quelques cœurs d'élite, amis d'élection dont les suffrages sympathiques m'ont toujours soutenu et encouragé.

Comme je ne tiens pas à perdre de temps, la crainte de dérailler ne m'a jamais empêché de préférer un train rapide aux pataches antédiluviennes, dont on entend encore le bruit de ferraille à Brive et à Pont-à-Mousson.

Lorsque j'ai soif, je bois avec plaisir, sans me préoccuper outre mesure si l'eau qui me rafraîchit a été filtrée.

J'aime peu les voyages et la vie de colis qu'ils imposent; je redoute l'entassement, le demi-sommeil cahoté des wagons, les repas hâtifs des buffets, le lit suspect des hôtels et l'inévitable rencontre d'Anglais carnivores et compassés.

Je ne trouve aucun attrait aux représentations de la Chambre basse ou de la Chambre haute, par les comédiens ordinaires de sa majesté le suffrage universel, lequel me semble presque synonyme de gouffre, d'incapacité collective, d'odieuse unification.

En art surtout, en littérature, en délicatesse, je ne crois guère à l'influence favorable du nombre et de la masse. Les ambitions malsaines d'un troupeau d'êtres inférieurs, petites gens de la députation et politiquailleurs, ne sauraient pour moi être vraiment profitables à l'amélioration du sort des humbles et des misérables.

Comment, me dira-t-on, la farce électorale et la mascarade sociale vous laissent indifférent? Vous ne croyez pas à la vertu des Brutus modernes? Vous pourriez supposer que leur habileté, que la prose pompeuse de leurs programmes, écœurants d'emphase et de médiocrité, auraient d'autres mobiles que le bien et la grandeur de la patrie?

Je n'ai plus, j'en conviens, grandes illusions sur les Homais radicaux, sur les courtisans des foules et les adulateurs de la populace, qui n'aspirent qu'à mettre à sec la bourse... des autres. Le Guignol du Palais-Bourbon a cessé de me captiver, mais ne le répétez pas ; cela me ferait mal noter par quelques électeurs influents, par les mastroquets chez lesquels se mijotent les candidatures et tant d'autres choses, louches et malsaines.

Décidément, j'ai eu tort de vous faire cet aveu ; c'est imprudent et ma franchise prouve que je n'ai pas encore toutes mes dents de sagesse. Ah! que j'aurais de travers à avouer, si je voulais faire une confession complète. Ainsi, je ne supporte pas que mon voisin me parle à l'oreille au passage le plus pathétique d'un opéra ; il me répugne d'être cahoté, flanc contre flanc, dans les voitures publiques, à côté de certaines commères, qui offusquent mes yeux et mon odorat ; je tiens démesurément à ma liberté ; je m'impatiente lorsque.....

Ah ! non, en voilà assez ; vous ne voudriez pas que je continue plus longtemps à me dénigrer. Je perds d'ailleurs mes défauts en vieillissant, et, à l'instar de Mérimée, si je devenais centenaire, je pourrais à la longue me transformer en vrai prodige.

Pourquoi, après tout, ne m'a-t-on pas consulté autrefois ? Je me serais certainement octroyé les dons les plus parfaits, les qualités les plus exquises, si j'avais été pour quelque chose dans ma procréation.

ULTIMA VERBA

Avec tout ce que la vie m'a maintenant appris,
je voudrais fonder un cours de bonheur !
(A. Daudet.)

Si j'avais un fils, venant d'être reçu docteur en médecine, voici le langage que je lui tiendrais :

Mon ami, tu as reçu de bons exemples et d'excellents conseils de tes maîtres ; mais il ne sera pas inutile d'y ajouter quelques recommandations. — Ce n'est pas un prédicant morose qui vient faire le sermonneur ; c'est un guide plein de sollicitude, qui voudrait écarter de ta route toutes les pierres d'achoppement, qui te souhaite une belle santé morale, une âme haute, un cœur chaud, un esprit fin, une virile et droite nature, enfin une vie stable, sans heurt, sans désordre, où passeront de pures effigies et des affections aux intimités consolantes.

Tu as embrassé une des plus belles professions que je connaisse ; elle est considérée partout, dans toutes les classes de la société, par

les souverains comme par les ouvriers, malgré
les tripatouillages de quelques brebis galeuses,
qui ne sauraient la discréditer. Il t'appartient de
l'ennoblir encore par ta tenue, ton dévouement,
ton désintéressement, ta droiture, ta respecta-
bilité, la correction impeccable de ta vie. — Que
rien ne te détourne de ton but, qui est de faire
le plus de bien possible : c'est le meilleur moyen
de t'imposer et d'avoir la conscience en fête.
Pour cela, tu n'as qu'à marcher sur les traces
de nos grands devanciers, sans vouloir être trop
dans le… mouvement !

De mesquines rivalités, des jalousies aussi
stériles qu'injustes portent atteinte aux relations
médicales ; à ce point de vue, notre éducation
est presque à refaire, du moins à modifier profondément ; il devient urgent de redresser les
esprits et de pacifier les cœurs. — Tu éviteras
avec le plus grand soin d'être mêlé aux poti-
nages circonvoisins. Tu n'accueilleras qu'avec la
plus grande réserve les propos malveillants,
colportés à plaisir par la médisance ou la calomnie. Même quand tu auras acquis la certitude

que l'un des nôtres a failli, qu'il n'est pas irréprochable, et se trouve mêlé à quelque louche compromission, ne te fais pas l'écho des bruits qui circulent, évite de l'accabler ou d'en parler ostensiblement. Cherche plutôt à l'excuser, à lui trouver des circonstances atténuantes, lorsque ce sera possible. Il vaut mieux que le public, qui oublie si facilement que, pour être médecin, on n'en est pas moins homme, ignore les tares de la corporation et les faiblesses individuelles des mal affinés.

Tu t'honoreras en jetant un voile épais sur les erreurs du délinquant, au lieu de chercher à les exploiter à ton profit, comme cela se fait trop souvent.

Naturellement, je souhaite que tu réussisses, que tu sois récompensé de ton labeur exemplaire; mais ne sois pas trop ambitieux, à l'instar de certains débutants, jeunes cyclistes emballés, aux furieux appétits, qui font vibrer leur cornet à l'avant-garde, afin d'attirer l'attention, *strugglers* affamés et féroces, dont la combativité ne recule devant rien, rien, pour parvenir plus vite. Leurs pareils à deux fois ne se font pas connaître. — Je t'engage dès à présent à ne pas déployer une activité trop dévorante. Plus tard, surtout, lorsque tu seras arrivé à une bonne moyenne, sache te borner et ne sois pas accapareur. Au besoin, range-toi le long des maisons, pour laisser passer les faméliques, les fanfarons, les braillards ; nul ne songera à te jeter de la boue si tu sais l'effacer avec dignité, si tu te contentes de prêter un concours discret aux œuvres modestes qui sont le soubassement de l'édifice, laissant aux mieux doués, aux plus lucides, ou simplement aux ambitieux, dont l'orgueil touche aux cimes, la gloire de planter le drapeau sur le toit. Le mot de Talleyrand, « *pas de zèle* », est bon à rappeler en pareille occurrence. — Inutile de te démener pour retenir les familles qui seraient disposées à te lâcher ; laisse-les voltiger de droite à gauche, si bon leur semble ; elles te reviendront, si tu es le meilleur et le plus méritant.

En étant trop exigeant, trop insatiable, on arrive au surmenage ; la corvée devient plus lourde avec les années ; on compromet sa santé, on en vient à être dégoûté de recommencer chaque jour la même tâche, sans halte et sans trêve, et on se retire fourbu prématurément.

Mieux vaut mettre un frein à ses aspirations et ne pas tenter d'accroître constamment son budget, ce qui est impossible, pour faire face à des goûts dispendieux, à des besoins factices de luxe, que la vanité conseille, mais que la raison condamne.

Dans ce qui précède, je suppose que tu as été favorisé par le sort; s'il en était autrement, à défaut de la modération qui convient aux forts, tu te consolerais avec la résignation, qui reste aux faibles.

*
* *

On ne saurait avoir impunément le cerveau sans cesse tendu vers le même objet. — Ainsi donc, au lieu de faire des sciences médicales, où il reste toujours à apprendre, l'objet unique, exclusif de tes préoccupations, je ne saurais trop t'engager, après leur avoir naturellement donné la place prépondérante, à faire la part des saines distractions, des joies simples, à t'intéresser à d'autres manifestations intellectuelles, aux agglomérations où la pensée plane, à la solution des humains problèmes, aux expositions, aux arts, à la littérature, à la musique, à quelque sport, à réserver enfin un certain temps à la famille, à l'amitié.

Que ta maison cérébrale ait des fenêtres percées aux quatre points cardinaux ; il faut s'affiner sans cesse.

Prends un congé tous les ans, loin de l'air municipal, à l'abri des émanations pestilentielles qui montent du forum. Accepte quelques invitations dans le monde, va au théâtre en donnant la préférence aux spectacles qui reposent, qui dilatent la rate, et non aux drames macabres, norvégiens, qui, sous le couvert d'une certaine littérature, distillent du spleen et sont l'occasion de cauchemars épouvantables.

Si tu as la désagréable occasion d'être provoqué par des clientes lascives et malfaisantes, à la curiosité perverse (on m'a dit que ça se présentait quelquefois), tiens-toi sur la défensive, seraient-elles représentées par l'article de Paris, qu'on considère comme fort capiteux ; garde ton sang-froid, dût-on te traiter de Joseph, plutôt que de t'en laisser imposer par les gélatineux appâts de madame Putiphar, par les roueries, les caresses de la voix en attendant les autres, les abandons, les feints désespoirs, les détresses langoureuses, les confiances trop spontanées des hypocrites qui réclament un confident et des consolations. C'est le cas de conserver une clairvoyante sérénité. Même pour un célibataire, une réserve glaciale est prudente ; à plus forte raison s'impose-t-elle aux médecins mariés. On n'a qu'à perdre à s'abandonner à des aventures galantes, qui finissent toujours par s'ébruiter. — L'homme qui veut aller loin et monter haut ne doit pas avoir d'excédents de bagages ; or, il est admis par tout le monde que les jupons tiennent beaucoup de place, sont fort encombrants et gênent singulièrement les mouvements de ceux qui les recherchent outre mesure.

Qui pourra dire jamais ce qu'il y a de forces destructives et perverses sous la douceur apparente de la femme, sous la candeur de son allure et la limpidité de son regard !

*
* *

Ne fais pas de mariage d'argent, pas plus que de coup de tête ; choisis de préférence une personne saine de corps et d'esprit et tiens-toi en garde contre les névropathes, les émancipées du dernier bateau, aussi bien que contre les perfections bien pensantes, fabriquées dans le laboratoire des sacrés-cœurs de province. Il est bien rare qu'on ne comble pas les vides de leur esprit, en y entassant superstitions et préjugés.

Je ne saurais trop te prémunir contre le célibat prolongé, qui finit par être un fort mauvais conseiller. Souviens-toi du passage d'Octave Feuillet, qui, quoique un peu délaissé aujourd'hui, avait pourtant du bon : « J'entrevois à l'horizon des amours de décadence, une jeunesse artificielle s'obstinant contre tous les avertissements et toutes les humiliations de l'âge, de secrètes opérations de teinture et de maquillage, quelque vieille maîtresse légitimée *in extremis* et mille choses du même genre, auxquelles les plus délicats finissent par se résigner piteusement. »

Garde en toi une sorte de refuge, qui te sera

d'une douceur réconfortante les jours de doute, de vacillement, de fluctuations.

Qu'il n'y ait jamais rien de louche dans ta vie, rien qui ne puisse être vu ou montré ; ne laisse pas germer dans ton *Jardin secret*, dans ton intimité la plus réservée, les fleurs parasites ou les plantes vénéneuses, dont parle Marcel Prévost, dans son livre. Il prétend que toute âme d'Ève a son coin gâté. Heureux les fils d'Adam qui ne le connaissent pas et surtout qui n'ont rien de suspect ni de gangrené !

Dans le portrait que Fléchier a tracé de lui-même, tout en ayant l'air de parler d'autrui, il dit « qu'il ne voudrait avoir du bien que pour être en état d'en faire. — Tous les honneurs du monde lui paraîtraient trop achetés, s'ils lui avoient coûté quelque bassesse. — Le nombre de ses amis est, comme celui des élus, fort petit ; il ne les choisit pas légèrement ; son amitié veut toujours être fondée sur l'estime ; il ne s'engage pas sans savoir bien à qui il s'engage ; son cœur lui est trop cher pour qu'il le donne au hasard ». Il y a là des traits à retenir, et le modèle vaut d'être imité.

Sois indulgent pour toutes les croyances sincères, même quand tu ne les partages pas, tout en évitant d'être dupe des grimaces et de l'hypocrisie, des utopies et du fanatisme.

Que le culte intellectuel des belles choses te console de vivre au milieu d'un peuple dégénéré, dans notre fin de siècle si décriée : « Vivre de la vie intellectuelle, a dit Renan, aspirer l'infini par tous les pores, réaliser le beau, atteindre le parfait, chacun suivant sa mesure, c'est la seule chose nécessaire. Tout le reste est vanité et affliction d'esprit. »

Que l'expérience de la vie, dont les remous nous blessent et nous caressent tour à tour, te pousse vers la tolérance, vers la pitié, la fraternité. — Sers-toi au besoin des armes défensives dont tu disposes, mais n'utilise jamais celles qui sont agressives.

Ne discute pas à table, puisque tu as bon estomac, et ne crains pas de voyager le vendredi, puisque, par suite de la bêtise humaine, les compartiments sont moins encombrés, ce jour-là.

Laisse voguer en paix le vaisseau de la chose publique et reste indifférent à la farce politique, à l'alcoolisme électoral, à moins de pouvoir voter, avec chances de réussite, pour que les

concierges deviennent enfin polis et discrets,
nos représentants plus désintéressés, les tortues
parlementaires plus alertes, les agents de la
sûreté plus perspicaces, la justice plus impar-
tiale, les dévots plus tolérants et les imbéciles
moins nombreux !

. . . .

. . . .

Et maintenant, va, cher enfant, vole de tes
propres ailes, sois meilleur et plus heureux que
tes aînés ; je te suivrai de loin avec attendrissement, tant que la destinée marâtre me permettra
d'y voir. — Lorsque l'heure de la séparation
aura sonné, lorsqu'il faudra déménager pour
une autre planète, ce qui ne presse pas, je par-
tirai moins triste en songeant que tu es bien
armé pour le combat de la vie et qu'en conséquence l'avenir te réserve plus de satisfactions
que de déboires.

AIMONS-NOUS ! AIDONS-NOUS !

Il y a quelque temps, on lisait ce qui suit dans un journal du matin :

« *Entre confrères*. — La nuit dernière, une dame G..., demeurant dans le quartier Gaillon, s'étant trouvée malade, envoyait au plus vite au poste de police de la rue de Choiseul demander l'adresse d'un médecin.

« Un agent allait aussitôt prévenir le docteur A... qui vint immédiatement donner ses soins à la malade.

« Quelques instants après, le docteur B..., médecin attitré de la famille, venait à son tour.

« Tout étonné de se trouver en présence d'un confrère, il s'en montra froissé et prononça quelques paroles assez malveillantes à l'égard de ce dernier. Une altercation violente eut lieu, au cours de laquelle B... se laissa aller à giffler son confrère, qui partit en déclarant qu'il allait déposer une plainte au parquet. »

Cet bel exploit m'en a rappelé un autre tout aussi édifiant.

Il y a quelques années, j'eus l'occasion de me trouver en tête à tête avec un jeune médecin, qui était dans un état d'exaltation extrême. Il avait été appelé à donner des soins à une personne habitant dans sa maison; au bout de quelque temps, comme la maladie s'éternisait, sans perspective d'amélioration, il fut remercié, et un ancien médecin de la famille, âgé, riche et considéré, fut mandé à son tour. — *Inde ira.*

Le confrère évincé en conçut une violente acrimonie contre son successeur et lui écrivit une lettre excessivement provocante, où il lui demandait réparation de l'injure qui venait de lui être faite. — Réponse très modérée, où on lui faisait remarquer que s'il croyait qu'on eût manqué d'égards envers lui, il devait s'en prendre à ses anciens clients, et non à son remplaçant. — Le fils de ce dernier étant intervenu, en raison du grand âge de son père, pour calmer le courroux de cet irascible praticien, celui-ci tourna sa fureur contre le nouveau venu et lui adressa deux témoins pour régler les conditions d'un duel.

Chose inouïe, il avait trouvé deux collègues assez bêtes pour le seconder dans cette circonstance, au lieu de lui conseiller d'aller prendre une douche.

De pareilles insanités sont attristantes et donnent une bien fâcheuse idée du parti pris qui préside aux résolutions de certains médecins et de l'intolérance qui existe dans leurs relations. — Elles dénotent un esprit de rapacité excessif (gare aux deniers de la veuve et au capital de l'orphelin), bien plus qu'elles ne sont dictées par la dignité méconnue et l'amour-propre froissé.

Voilà bien du bruit pour peu de chose. — Tu te fâches, disait Ménippe à Jupiter, donc tu as tort. J'en dirai autant aux confrères qui ne savent pas garder la modération en public, même lorsqu'ils auraient raison de se plaindre. Ils n'ont rien à gagner à laisser percer ouvertement leur mécontentement, à le traduire en récriminations trop véhémentes ou en brutalités indignes d'un homme éduqué.

Je me souviens encore avec mélancolie de la lutte fratricide de deux concurrents au titulariat d'un dispensaire, qui en vinrent à s'assommer

mutuellement, à coups de canne, en pleine rue.
— Ils étaient dans un état lamentable, lorsque
la police parvint enfin à les séparer.

La foule, sans s'enquérir de celui qui avait
commencé, des torts imputables à chacun des
combattants, les accompagna de ses ricanements,
de ses huées, les trouvant également ridicules.
— Les malins profitèrent de la circonstance,
pour exhumer de vieilles plaisanteries contre la
corporation, pour s'étonner que des médecins
fussent assez inoccupés pour se tuer entre eux,
alors qu'ils avaient leur clientèle.

Et je suis bien convaincu que notre prestige
fut amoindri, ce jour-là, dans l'estime de tous
les spectateurs.

Mais si je réprouve les voies de fait, le
manque d'égards réciproques, je ne saurais trop
condamner non plus les critiques acerbes, les
dénigrements systématiques, toutes les petites
félonies avec lesquelles on cherche à amoindrir
un rival heureux, le plus souvent irréprochable,
sous le couvert de la déontologie.

Voilà un mot décoratif, sous les pruderies et
les effarouchements emphatiques duquel se dissimulent bien des malpropretés, bien des

manœuvres honteuses. Il n'y a pas de forêt sauvage plus encombrée de fondrières, de traquenards, de lianes perfides, avec lesquelles on confectionne sournoisement des lacets, pour étrangler les voisins gênants.

Le fabuliste nous a appris depuis longtemps que les agneaux doivent s'attendre sans cesse à être provoqués par les loups, et il y en a d'affamés ou d'enragés, dans notre profession comme dans les autres.

Du moment que quelqu'un a réussi, partout où le gibier est rare et les chasseurs nombreux, on peut être assuré d'avance que parmi ceux qui reviennent bredouille, il se trouvera quelque fauve, à la langue intempérante, qui s'empressera de débiner le collègue favorisé, de le cribler de traits perfides.

C'est si pénible d'être équitable que le plus petit éloge ne va jamais sans quelque dénigrante et cruelle réserve, sans des hochements de tête insultants, un rictus, un pli d'amertume autour des bouches, sans des marques de dégoût au fond des prunelles envieuses.

Il y a un prodigieux instinct de malfaisance dans certains dénigrateurs, qui porteraient les plus impeccables à douter d'eux-mêmes. Rien qu'à les croiser, on éprouve une sensation de malaise ; on se sent comme du mépris dans le dos, un de ces froids courants d'air qui gèlent et obligent à rentrer, pour se réchauffer et prendre un cordial.

Les frères de Goncourt ont flétri énergiquement les méchants et les envieux, qui se complaisent aux cancans, à la curée des basses anecdotes, aux lessives de linge sale, à tout ce qui peut diminuer l'honneur de chacun dans la conscience de tous : « Leurs rires marchent derrière les plus minces triomphes, comme l'insulte de l'esclave antique ; ces *nuées* punissent le bruit d'une œuvre ou d'un nom, sont la torture du talent, du travail, du bonheur conquis, du légitime orgueil. »

Le *Gaulois* s'indignait récemment, à son tour, de la facilité avec laquelle on accueille les méchants propos : « La diffamation, disait-il, est un des grands vices de notre temps, depuis le potin qui n'écorche que la peau, jusqu'à l'accusation grave qui assomme. Notre ennui ne se réveille qu'aux médisances et notre scepticisme leur sourit. Je voudrais voir flageller ce snobisme mondain qui consiste à immoler la réputation d'un homme ou d'une femme, souvent sans méchanceté foncière, pour l'unique vanité de vouloir paraître un homme bien informé et qui connaît le dessous des choses. Et, nous en sommes là que, pour ne pas avoir trop de calomniateurs à haïr, il faut accorder que les trois quarts sont simplement des imbéciles. »

Il y a des gens, dont le cynisme désenchanté exulte littéralement devant une vilenie bien démontrée, bien étalée. Comme je comprends mieux Bourget, lorsqu'il raconte que la seule vue d'une personne méprisable lui resserre le cœur, empoisonne sa journée. La joie sereine de son ciel intime en est comme ternie, voilée ; c'est en lui comme un arrêt de toutes les puissances heureuses.

L'instinct de dénigrement prend des proportions homériques, lorsqu'il se complique de rivalités féminines et a la province pour théâtre. — On ne cesse de se guetter, pour avoir un prétexte de dénaturer les actes les plus simples, les plus corrects ; on attribue un mobile bas aux moindres faits et gestes de son concurrent ;

on cherche à le vilipender jusque dans ses relations et sa vie privée. — Dans l'impossibilité où
l'on est de pouvoir vociférer ouvertement, de
claironner de piquantes aventures, c'est par
des insinuations traîtresses, par des rumeurs
louches, chuchotées avec une joie de cannibales,
entre bons compères et charitables commères,
qu'on donne le premier coup de pioche à une
réputation intacte, qu'on éclabousse une honnêteté.

Eugène Nus, indigné comme moi par cette
fermentation des mauvais levains de l'âme
humaine, a protesté énergiquement contre ces
misérables tendances, convoitises, jalousies,
ambitions basses et hautes. Je me contenterai
de citer un passage de son réquisitoire :
« Newton, dit-il, en étudiant les planètes, les
soleils, les nébuleuses et tout ce qui constitue
la république de l'Empyrée, eut cet avantage de
trouver chacun à sa place, circonscrit dans son
orbite naturel, et ne cherchant pas à embrouiller les cercles pour empiéter sur la circulation
du voisin. Chez nous, au contraire, tel qui n'a
reçu du pondérateur universel que les facultés
d'un maigre satellite, s'imagine être né étoile de

première grandeur, et ne songe qu'à déblatérer contre les soleils qui usurpent sa place, déclarant leurs rayons mauvais teint, leurs aromes falsifiés et leur calorique au-dessous du taux légal. On voit même, çà et là, d'ignobles petites boules ramasser le venin et l'ordure dont elles sont pétries pour tâcher d'en éclabousser tout ce qui brille, sans songer à la force d'attraction qui ramène ces immondices à leur point de départ. »

On se plaint unanimement de l'actuelle infélicité, du mauvais état de la voirie médicale, sans songer que les chemins de la bonne confraternité continueront à être impraticables, tant qu'une équipe de bonne volonté, dirigée par l'indulgence, ne cherchera pas à les nettoyer et à donner l'exemple de la droiture dans les relations.

Vertuchou ! que tout cela est donc regrettable ; qu'il est donc fâcheux que les enfants d'une même famille ne songent qu'à se mettre mutuellement en suspicion, qu'à se déchirer à tour de rôle, au lieu de se tendre loyalement la main, de se soutenir, de parcourir sans querelles, le cœur sain et le front haut, les mêmes chemins raboteux.

Que de forces perdues! — Que d'inimitiés
néfastes, reposant sur des calomnies puériles!
Comme on est prompt à voir les autres en laid
et à les accabler!

On a beau parler constamment de charité, de
fraternité, le vil égoïsme, les instincts de bes-
tialité qui se dissimulent sous un léger vernis
de civilisation, reparaissent sans cesse à la
moindre alerte.

Si des hommes d'une certaine culture ont si
peu progressé et en viennent si facilement aux
mains, que ne doit-on pas redouter des milliers d'ignorants et de brutes, que la peur du
gendarme seulement empêche de se ruer sur la
société comme sur une proie.

Par prudence, nous devrions prêcher
d'exemple, car la curée sera terriblement san-
glante, le jour où la bête populaire, avidement
inconsciente et s'autorisant de ce qui se passe
en haut, sera enfin parvenue à donner la lippée
à ses farouches et insatiables appétits.

En attendant la trombe, comme les mépri-
sables piailleries des basses-cours du voisinage
ne sauraient réellement vous amoindrir, surtout
devant votre conscience, hâtez-vous d'opposer

un haut-le-cœur de mépris aux mystifications et aux perfidies. Que votre sereine indifférence soit inaccessible aux coups de langue, d'épingle ou de stylet. La résignation devient facile, lorsqu'on pense au martyrologue de certains hommes d'initiative, précurseurs et savants méconnus, à qui la postérité a fini par rendre justice, mais qui usèrent leur vie dans un labeur constant, à la recherche désintéressée de la vérité, en proie aux critiques malveillantes et grossières.

Que de chercheurs acharnés ont été victimes des attaques passionnées, des persécutions et des dénis de justice, les réparations tardives n'étant advenues le plus souvent qu'après leur mort.

NOS LENDEMAINS

Arrivée au quartier. — On a enfin quitté, avec une délicieuse sensation d'affranchissement, la vieille maison paternelle, aux girouettes grinçantes, aux vastes pièces si difficiles à chauffer, dont la vétusté séculaire résiste à tout, pour venir échouer, Perrette à moustaches, le cœur plein d'émoi, l'esprit hanté de rêves mahométans, dans un de ces lamentables hôtels, qui déshonorent les rues avoisinantes de l'école de médecine. La chambre est mesquine, malpropre ; le lit est dur, petit ; le sommier répond en écho aux gémissements métalliques d'un autre sommier dont on n'est séparé que par une mince cloison ; mais qu'importent ces petits détails prosaïques ? On est libre enfin ; on est installé dans ce fameux quartier où les rosières sont aussi rares qu'aux Folies-Bergère et on oublie facilement, avant d'aller prendre sa première inscription, que, la veille, toute la famille était en larmes et que les grands parents, tout en glissant quelques pièces dans le gousset du nouvel étudiant, lui ont prodigué leurs sages conseils. — Dans sa fringale d'indépendance, on est impatient de secouer les jougs anciens, de bousculer les barrières où l'on a été parqué jusque là. Comme elles sont vibrantes, ces premières émotions !

Ah ! l'agréable lendemain !

*
* *

Première conquête. — Elle se dérobait et paraissait rester insensible aux déclarations les plus brûlantes, aux œillades les plus passionnées ; mais voici le réveillon. On a folâtré fort tard, dégusté les mets et les vins les plus invraisemblables. Les velléités de résistance se sont évanouies sous les caresses ferventes, sous les lèvres de feu de la vingtième année, et on se retrouve à une heure indue sur le même oreiller, lamentablement raviné.

On a bien la tête un peu lourde et les membres délicieusement brisés ; mais quelle suave langueur, quelle troublante lassitude que celle d'une passion heureuse et comblée !

Ah ! l'ineffable lendemain !

Études, examens, concours. — Cette liaison a été suivie d'autres, tant on a besoin, quand on est jeune, d'un asile souriant, « d'un tiède refuge de chair, même indigne, d'un nid d'habitudes amoureuses, où blottir sa tendresse, reposer son front et laisser courir sa pensée. »

Les premières fougues passionnelles calmées, on a éprouvé des fièvres plus saines, plus généreuses, celles des laborieuses initiations, des recherches patientes, qui ont pour but de conduire les esprits réfléchis à plus de vérité. — On a couru les hôpitaux, les cliniques, les laboratoires, les bibliothèques. On a sondé les mystères de la bactériologie, étudié la pathogénie parasitaire, les empoisonnements endogènes et exogènes, vu pratiquer la sérothérapie hypodermique et intraveineuse, fait connaissance avec les vibrions les plus sournois, les germes pathogènes les plus perfides ; avec les amibes, les daphnies, les tétrades et les sarcines ; on s'est assimilé les théories de Conheim sur la diapédèse des leucocytes, les découvertes de Metchnikoff sur la phagocytose ; bref, on a fait de son mieux, pendant quelques années, pour être au courant du progrès scientifique, l'adapter aux besoins de la clinique, pour concilier l'antique médecine avec la nouvelle, laquelle reste basée sur l'observation séculaire des faits biologiques, mais dont le génie de Pasteur a démesurément agrandi l'horizon.

Les examinateurs patentés ont constaté que vous connaissiez suffisamment les doctrines microbiennes, qui ont éclairé la médecine d'une éclatante et bienfaisante lumière, et vous ont enfin signé le fameux diplôme qui va vous donner le droit d'injecter les tissus organiques, les sucs humoraux, les sécrétions excrémentitielles, de faire de l'antisepsie et de l'asepsie. Vous allez pouvoir voler de vos propres ailes, user de votre initiative en toute liberté, sauf pour nuire. Quel soupir de satisfaction on pousse à se sentir enfin libéré ; il semble qu'on vient d'être promu à une dignité exceptionnelle, qu'on dépasse ses copains de la veille de quelques coudées, que tout un univers s'ouvre devant vous. — En attendant que les illusions de la première heure s'envolent, que les rêves de gloire ou de fortune s'évanouissent en fumée, on a devant soi des lendemains de trêve et de paresse bien mérités.

Dîner de thèse. — On a fait ses adieux à toutes ses connaissances des deux sexes, dans un de ces repas fastueux, à trois francs cinquante par tête, dont certains gargotiers connaissent seuls l'insondable secret. On s'est quitté le cœur un peu gros, on a vite essuyé une larme furtive. — L'heure du départ a sonné. — On est déjà loin de la ville aux péchés *capiteux* (il y en a plus de sept); on revient au pays, étant quelqu'un, avec une renommée scientifique laborieusement conquise. On songe à l'accueil ému qu'on recevra dans quelques heures, au repos nécessaire qu'on va prendre :

Ah ! le réconfortant lendemain !

Le retour. — On a beau s'en défendre, on y est revenu avec émoi, avec une griserie heureuse, vers ce logis familial, aux échos caressants, aux bruits berceurs, secoué par toutes les brises, presque hanté, dont chaque recoin poussiéreux évoque des souvenirs d'enfance. On a appris à le mieux apprécier, à ne voir que sa paix et son intimité, au lieu de rire de ce qu'il a de suranné, d'invariable, les êtres qui l'habitent paraissant eux-mêmes partager sa pérennité. On va, du reste, le métamorphoser, le rajeunir, y mettre sa note personnelle. — Comme il sera agréable de se laisser gâter par l'entourage, parents et serviteurs, sans oublier pour cela les amis laissés là-bas, les intellectuels cérébralement développés, ou, ce qui vaut mieux encore, les humains ayant le cœur à la bonne place.

Ah! combien doux, ces prosaïques lendemains!

*
* *

Mariage. — Tout a marché à souhait : elle comptait bien que vous solliciteriez sa main, la chère créature, nimbée d'un charme infini, vrai printemps féminin, trésor insondé de tendresse, qui est désormais votre compagne. Ses blancs vêtements ne sont pas plus immaculés que le fond de son cœur, bien à vous, tout à vous, lac transparent dont aucun souffle pervers n'a troublé la surface. — En la nuit nuptiale, en la tardive matinée, elle vous dit et vous laisse entrevoir toute sa bonté native, heureuse de se donner, de se sacrifier :

Ah! l'adorable lendemain!

Paternité. — Dans les *Confessions d'un enfant du siège*, M. Michel Corday dit ceci : « Dans cette nuit sans sommeil, où j'ai senti, avec une pitié agenouillée, les ongles crispés d'Emma faire entrer sa douleur dans ma main, où j'ai souhaité ardemment de mourir plutôt qu'elle meure, et surtout dans la détente délicieuse qui suivit... j'ai senti éperdument que je touchais enfin un sol ferme de foi et de vérité. »

C'est que la paternité est une bonne et claire raison de vivre. Ce bébé bien frais, dont la demi-nuit est à peine traversée par d'instables et confuses visions, dont l'arrivée produit l'effet d'une venue du Messie, c'est l'avenir, c'est la race continuée, c'est le but, le couronnement, c'est l'incarnation d'une âme nouvelle. Cette frêle esquisse d'être, cette larve d'homme qui regarde avec des yeux vagues, ce sera plus tard une intelligence, que nous aurons contribué à façonner, sur laquelle nous aurons posé notre empreinte, à laquelle nous nous efforcerons de transmettre le plus précieux de notre héritage, tout le bien qu'il y a en nous. — Nos pensées rallumeront leurs lueurs dans son esprit, nos rêves refleuriront, rajeunis, ainsi que nos sentiments, dans ce cerveau aujourd'hui débile, et, de la sorte, nous ne disparaîtrons pas complètement dans le gouffre éternel. Le bonheur qu'on va chercher souvent bien loin se rencontre avant tout entre une table de travail et un berceau.

C'est beau, c'est bon de faire souche d'honnêtes gens, de renoncer pour ce cher enfantelet aux misérables impulsions de l'égoïsme humain, bébé étant le seul être qu'on aime plus que soi-même. — Si ce jeune roi, qui a nos genoux pour trône, doit nous procurer plus tard des déceptions, écartons l'amère perspective, pour ne songer qu'aux félicités de l'heure présente, puisque sa seule vue est la plus vive des joies, puisqu'elle émeut et exalte les âmes les plus passives.

On n'aspire qu'à se dévouer, qu'à dorloter cet échappé du ciel, qu'à faire litière de soi-même, et, à cet amour des grands pour les petits, succèdent mille lendemains charmants, dont les compensations nous récompensent au centuple.

Distractions. — Elles sont innombrables et variables, selon les goûts et l'éducation d'un chacun.

C'est la saine joie d'écrire et de travailler ; c'est le culte des lettres consolatrices, de quelques bons auteurs, rangés sur le rayon des toniques et des cordiaux, et qu'on ne se lasse jamais de parcourir.

Il y en a pour qui la joie préférée c'est la chasse, l'horticulture, l'aménagement irréprochable d'une collection, d'un fruitier, d'une écurie, la recherche de l'installation, la poursuite acharnée des bibelots, etc., etc. ; enfin le foyer domestique, avec ses soucis, sans doute, mais aussi avec sa sérénité et ses dédommagements.

On revit plus tard pour son compte les meilleures pages de l'art d'être grand-père, après avoir eu toutes les extases et tous les orgueils d'une paternité sans nuages, sans deuils, sans déceptions.

On quitte de temps en temps son trou, où tout est si calme, où l'économie provinciale commence au bruit, pour faire une excursion vers la ville tumultueuse, pour rendre visite à des parents, à des amis, et l'on revient ravi vers son *home*, après cette petite débauche.

Quel plaisir de retrouver son lit, sa chambre,

ses aises, ses habitudes, et même ses occupations.

Ambition. — L'âme mûrie s'est bonifiée, est devenue plus subtile, plus malléable. On a des idées de progrès, de mansuétude, de pitié suprême, pour les misères du monde, pour les damnés humains. On souhaite, pressé du désir de s'épandre, plein d'ardeur généreuse, de les faire partager à ses concitoyens ; on ambitionne leurs suffrages, on part en guerre contre les raisonneurs étriqués, rétrogrades, impuissants, contre les eunuques verbeux du piétinement sur place ; on organise des réunions, on se prodigue, on prêche avec un pindarisme d'emballé sur toutes les bornes du chemin ce qu'on croit être la bonne cause :

> Debout ! vous qui dormez, car celui qui me suit,
> Car celui qui m'envoie en avant, la première,
> C'est l'ange Liberté, c'est le géant Lumière !

On a robustement triomphé des séniles pessimistes, de l'opposition restreinte de quelques réactionnaires hautains, énigmatiques, état-major sans troupes, obstinés amers, qui ne font pas partie d'un ensemble, d'un tourbillon, et ne sont qu'une exception dans les préoccupations sincères de toute une race. Malgré le prestige acquis et la satisfaction d'avoir réussi, d'avoir fait des adeptes, on sort quelquefois meurtri de la lutte ; on a donné, mais aussi reçu des horions.

Ces beaux zèles enflammés ont parfois d'amers lendemains.

Déceptions, deuils, effritement. — La vie serait encore très belle, si l'aiguille des heures ne marchait pas, si le baromètre restait toujours au beau fixe. Hélas! trois fois hélas, les plus favorisés doivent eux-mêmes déchanter et avoir leur quiétude empoisonnée par de cruels déboires et de douloureuses séparations. Tout le monde y passe, comme sur le pont d'Avignon !

Les plus résignés se consolent en regardant en haut, ou en dedans, comme le conseillent les apôtres de la croisade idéaliste.

Le cœur se démeuble, se vide de ses affections les plus solides. Les chers aimés disparaissent un à un, nous laissant l'âme remplie de regrets et d'amertume. Que de mélancoliques lendemains, lorsqu'en se retournant en arrière, le regard aperçoit l'étendue semée de tombes, lorsque les ombres des vivants d'hier ne cessent de réapparaître dans le mirage du souvenir : *Consummatum est !*

Ah ! comme la nature fait bien de nous obnubiler, de nous transformer en invalide, en vieux débris, figé dans ses habitudes d'esprit, se souvenant à peine des rares heures vraiment rayonnantes qui ont illuminé le passé. Et voilà la vie :

> Tant de peines pour parvenir ;
> Tant d'autres pour se maintenir ;
> Tant de travail pour se nourrir ;
> Tant de souffrances pour mourir !

> La vie est vaine ;
> Un peu d'amour,
> Un peu de haine
> Et puis bonjour !

> La vie est brève ;
> Un peu d'espoir,
> Un peu de rêve
> Et puis bonsoir !

Nous naissons pour chercher, a dit Hulewicz, nous vivons pour souffrir, nous apprenons pour comprendre, nous patientons pour trouver ; or, quand nous avons cherché avec anxiété, compris avec difficulté et trouvé avec joie, nous mourons bêtement pour oublier.

C'est peut-être le seul lendemain sans déception !

PAPOTAGES A LA SORTIE DE L'ACADÉMIE

Brr..... quel taudis insalubre, quelles banquettes ; on ne peut même pas y dormir à l'aise, malgré les doses toxiques de narcotiques que nos honorables nous prodiguent à chaque séance... *opium cum dignitate*.

*
* *

Quel est ce gros bonhomme ?

— Tu ne connais pas le professeur X...?

— Comment ! c'est lui, ce garde-manger ambulant ? Ce n'est plus une figure humaine, cette face-là : c'est indécent !

Son nez, qui tient de plus en plus du rouge et du violet, a dû lui coûter bien cher à colorier.

— Il paraît qu'il emprunte surtout à la Bourgogne les pinceaux qui servent à l'enluminer.

— C'est, du reste, sa seule dépense, car on m'a raconté qu'il était peu susceptible d'entraînements généreux. Son culte du trois pour cent dénote moins un cœur de médecin, qu'une âme de comptable, qu'une intelligence de banquier ; à ses yeux, la charité bien comprise commence par soi et ne finit pas par les autres. Quant à sa tenue, on ne peut pas être plus sordide.

— C'est égal, il a son mérite et a contribué à faire connaître *urbi et orbi* bien des panacées.

— Ah ! parbleu ; il trouverait des truffes, s'il voulait se donner la peine de les chercher. C'est un esprit fort primesautier, *mens sana in corpore...* salaud !

*
* *

Ça m'amuse, une fois en passant, de voir les autres patauger dans le champ des conjectures pathologiques et des décevantes promesses de la thérapeutique ; mais, pour moi, mon cher, la plus belle science a toujours été la connaissance de la femme. Pour la bien connaître, il faut l'étudier souvent, l'étudier toujours ; je ne cesserai donc jamais d'approfondir ce sujet, sur lequel on aime tant à s'étendre.

— Je conçois que cela t'intéresse plus que le

cours d'histoire de la médecine, destiné à nous
édifier sur la versatilité des girouettes scientifiques.

En voilà un client incorrigible; sa boulimie
sensuelle ne fait qu'empirer; c'est un vieux
volcan qui ne cesse de fumer. Il va à l'Opéra
moins pour admirer l'escalier que certaines
jambes que la gaze ne gaze pas du tout. Le gail-
lard préfère ces Rubens dodus à toutes les sim-
plesses immatérielles, filiformes, des primitifs.
— Leur saveur mystique ne le touche pas. — Il
a toujours préféré le corps à l'âme. Comme il
ne veut pas abdiquer, on le trouvera certainement
occis, une nuit, dans un des cabinets parti-
culiers où il ne se rend pas précisément pour
remonter les pendules :

> L'amour et la digestion
> Se mirent un jour en ménage ;
> Et ce fut la congestion
> Qui naquit de ce mariage.

Son journal est très lu et compte beaucoup
d'abonnés ; tous les chefs de service sont heu-

reux d'y recevoir des flatteries, au lieu d'être scalpés par lui. Aussi, on l'invite partout ; étant célibataire, il n'a pas besoin de rendre et se contente de payer son écot par un écho,

On raconte aussi... mais je me tais ; j'allais dire une bêtise,

— C'est une occasion que tu retrouveras certainement.

*
* *

C'est effrayant, ce nombre toujours croissant des étudiants en médecine. Évidemment, il y a surabondance de ce produit sur le marché, ce qui justifie les terreurs de ce journaliste qui vient de dénoncer le manque de cadavres dans les pavillons d'anatomie, malgré le zèle des praticiens de nos hôpitaux : « Les tables de dissection sont piteusement servies, et l'on se voit obligé de rationner les élèves, qui se battent pour avoir un os ; bientôt, nous les verrons se disséquer entre eux et il leur faudra tirer à la courte paille pour savoir qui, qui, qui sera coupé. C'est la Faculté de la Méduse, et les pauvres petits mousses, je veux dire les élèves de première année, ne sont pas du tout rassurés. Avis aux familles. »

*
* *

J'ai beau avoir été façonné, par mon éducation, à tous les respects sociaux, j'ai des éveils de conscience, des lueurs farouches, où je me surprends à douter de la justice des jurys d'examen, du désintéressement et de la valeur des mandarins de l'Académie, de la bonté évangélique des Samaritains de la chirurgie, et même de l'utilité de la plupart des corps constitués.

— Ce dernier phénomène est inquiétant, et, s'il s'accentue, il sera prudent de l'attribuer à quelque suggestion maudite. — Il faut, en effet, avoir subi quelque influence satanique pour oser s'insurger contre les beautés de notre organisation bourgeoise et supposer qu'il pourrait y avoir mieux.

Ce n'est pas la peine, assurément, d'être à la fin de dix-neuf cent!

*
* *

— Je t'engage à aller voir la superbe inscription en lettres d'or, sur marbre noir, récemment posée à la porte du doyen de la Faculté : *Ici, la mendicité est interdite.* — Mais, alors, à quoi passeront leur temps les intrigants et surtout les poseuses prétentieuses qui faisaient une cour si intéressée aux maîtres de la maison ? — Hélas ! trois fois hélas ! le plus beau des deux sexes est capable d'en devenir laid !

*
* *

— Certainement, c'est une gloire pour lui d'avoir été mis à l'index romain ; il se trouvera au moins damné en bonne et spirituelle compagnie.

— C'est dommage qu'il ait un accent aussi prononcé, des intonations de terroir qui sentent presque l'ail.

— Bah ! qu'importe son origine méridionale ? Son passé et ses travaux témoignent assez qu'il est du pays des intellectuels et des gens comme il faut : c'est une compensation suffisante.

*
* *

Hélas ! la mort de ce pauvre docteur va faire bien des heureux : que de joies intérieures dissimulées sous le masque menteur des condoléances ! — Il avait une si belle clientèle et tant de places enviables !

*
* *

C'est vrai que la plupart de nos maîtres ont

des fils qui ne leur font guère honneur et ne perpétuent que leurs défauts. Leurs mères ne sauraient trop les aimer; elles ont tant à se faire pardonner pour leur avoir donné le jour.

— L'esprit s'y perd... à moins de trancher la question, selon le procédé un peu sommaire de Molière, qui n'hésite jamais à suspecter la vertu de madame Géronte. Les savants ont toujours été prédestinés.

Oh! ne seraient-ils pas savants, ce serait absolument la même chose.

Un prix de vingt cigares de choix est promis à celui qui résoudra ce difficile problème.

*
* *

Une voix grasse, comme enduite de vaseline : « Il y a longtemps déjà que vous ne m'avez pas fait demander ; vous savez bien pourtant que je fais largement les choses. — A bientôt, n'est-ce pas ? »

*
* *

Entre apothicaires. — C'est un tort de tant dédaigner la seringue : encore un instrument dont l'invention et l'usage nous distinguent de la brute! — Il n'y a pas d'animal qui ait eu jusqu'ici l'instinct du lavement.

*
* *

Côté des cochers. — Cré nom, t'as une sale bique à conduire.

— Pas étonnant; on crève de faim à l'écurie comme à l'office.

— Eh bien, la petite femme de chambre est-elle toujours gentille?

— Je te dis que madame a une façon de me regarder... — Ne t'y fie pas; les diamants qu'elle porte sont faux, comme ses avantages. — Et puis, elle n'est plus de première fraîcheur: la voisine est un peu mûre!...

— Avec ça, qu'eux, s'ils pouvaient écouter à nos portes...

— Ah! le voilà qui s'amène; à mardi prochain.

———

POISSONS D'AVRIL

Je suis en retard pour vous en conter une bien bonne ; mais vous ne perdrez rien pour avoir attendu.

De même que le bonhomme Noël n'est pas toujours tendre et laisse parfois des verges piquantes dans les petits souliers, dont les propriétaires comptaient sur des jouets et des douceurs ; de même le mois d'avril, après avoir apporté des fleurs aux pêchers et des feuilles à tous les arbres dénudés, se met à voyager en compagnie de dame malice et se livre à mille fumisteries.

Cette année-ci, il s'est montré particulièrement taquin et méchant, durant que le coucou, horloge vivante, sonnait ironiquement les heures, au fond des bois. Il s'est occupé de ce qui ne le regardait pas, et voilà pourquoi la végétation a été tout d'abord si peu arrosée et a souffert de la sécheresse. Tout comme les simples mortels, il s'est amusé à des plaisanteries saugrenues.

On commence seulement à connaître quelques-
uns de ses tours et c'est pour cela que je n'ai
pas pu vous en parler plus tôt. Je dois encore
me borner, car son imagination diabolique a
véritablement dépassé la mesure et outré les
plus indulgents.

Ainsi, il a déposé une bourriche d'huîtres au
journal des sciences médicales de Pont-à-Mousson... comme un emblème de sa rédaction. Il
aurait mieux fait de lui procurer un abonné
comme pendant à celui qu'il possède déjà.

Il a adressé un lot de balais au directeur de
l'Assistance publique, sous prétexte qu'il y a un
nettoyage sérieux à opérer dans le personnel
des bureaux et des services hospitaliers.

Il a envoyé ce qui suit :

A chacun des cumulards, qui détiennent des
douzaines de postes, qu'ils n'ont pas le temps
matériel de remplir, une lettre de démission, au
bas de laquelle le titulaire n'aura qu'à déposer
sa signature.

D'énormes caisses d'encens (la provision sera-
t-elle suffisante !) aux élèves du Dr X..., professeur de clinique à l'hôpital de... (où vous voudrez), l'oracle incontesté d'une de ces nom-

breuses petites chapelles où on s'adule à tour de
rôle, et hors desquelles il n'y a point de salut. —
L'arrogance des initiés vis-à-vis des philistins
est un dérivatif aux rebuffades, aux servilités et
aux courbettes obligatoires, imposées par ce
culte, intéressé comme les autres.

Un certificat de longue vie aux malades de
notre confrère X..., à qui les pompes funèbres
pourraient voter une médaille hors concours,
tant il leur donne d'ouvrage.

A M. Pasteur, une superbe collection de
microbes, découverts dans la carafe dont il s'est
servi pour son repas.

Au doyen, un nouveau projet fort économique
pour chauffer les vastes bâtiments de la Faculté
et un matériel contre l'incendie, au complet,
attendu qu'un homme d'esprit comme lui ne
pourrait même pas fournir un *seau*!

Au conseil municipal, un manuel des égards
dus aux médecins qui font le service des bureaux
de bienfaisance.

Au docteur C..., spécialiste pour dames, la
photographie de la plus disgraciée de ses
clientes.

Au baron de Pulor, dont l'avarice est légendaire, une note d'honoraires de trente mille francs pour avoir été guéri de la ladrerie par le plus grand de nos chirurgiens (le seul, l'unique).

Il a fait croire à M. Vautour qu'il était condamné à habiter jusqu'à la fin de ses jours un de ses greniers mansardés, qu'il loue si cher aux étudiants et où un versificateur, soudoyé par lui, a prétendu qu'on était si bien, à vingt ans.

Au docteur Piédallu, grand amateur de chevaux, que Pégase logeait dans ses écuries et qu'il gagnerait certainement le grand prix, au mois de juin.

Au docteur Lande, un chasseur infatigable, qu'il était condamné à comparaître en cour d'assises, devant un tribunal de lapins, pour se disculper des innombrables assassinats qu'il a commis avec préméditation et guet-apens sur le gibier à poil ou à plumes.

Il a donné :

Au docteur M..., qui a perdu le sommeil, le dernier volume de son collègue et ami (*De l'influence de l'atavisme, en dehors de toute opération, sur la production des eunuques*) afin qu'en le lisant, il puisse s'endormir d'un sommeil aussi profond que celui de l'innocence.

Un casque à pointe au docteur Kuhf, le chaud patriote, qui s'occupe avec tant d'ardeur des œuvres du Cercle militaire et ne veut même pas que ses enfants jouent avec des soldats de plomb, de peur qu'ils ne soient fabriqués en Allemagne.

*
* *

Revenu à de meilleurs sentiments, et, après avoir ri de ses fredaines, ce fripon d'avril n'a pas interrompu sa course, mais l'a continuée avec plus de bienveillance. Il s'est même montré fort disposé à favoriser la manie de collectionneur de notre sympathique confrère, le docteur Monin, dont la maison est remplie des bibelots les plus invraisemblables. Il prétend même être l'heureux propriétaire d'objets aussi introuvables que les suivants :

Une pierre du mur de la vie privée, un hémisphère de cerveau brûlé, une mèche du fouet de la satire, une arête du poisson qui a guéri Tobie de sa cécité.

Sa collection a été fort agréablement complétée par les articles ci-dessous : un morceau du voile de l'anonyme, un moellon de la tour de Babel, un fragment de roue du char de l'État,

un tube de couleur locale et une plume de la
colombe de l'arche de Noé.

Il est à présumer que les héritiers de l'heureux propriétaire de pareilles reliques feront
une vente sensationnelle, le jour où ils les mettront aux enchères.

Le docteur Duval a trouvé sur son bureau un
superbe flacon émaillé, contenant de l'eau de
Jouvence, la même qu'il utilise du reste dans son
établissement d'hydrothérapie.

Le docteur Chevallereau a reçu une paire de
lunettes, pour guérir la berlue aux Quinze-Vingt
et ailleurs.

Le docteur Combe, un ratelier automatique
qui dit papa et maman.

Le docteur Mathieu, pour qui le tube digestif
n'a plus de secrets, du papier à lettre avec cette
devise : *Venite ad me qui stomacho laboratis et
restaurabo vos !*

Quant à l'auteur de cet article, un facteur à
l'air ironique lui a remis quelques grains...
d'ellébore, ce qui l'a rendu fort mécontent et ne
déridera que les lecteurs de ce livre :

Rentre en toi-même, Octave, et cesse de te plaindre.
Quoi ! tu veux qu'on t'épargne et n'as rien épargné !

LES MÉDECINS ET LES FEMMES

Dans le *Journal des Débats* du 29 janvier
1896, M. Augustin Filon a consacré un article
à l'influence vraiment extraordinaire que le docteur Johnson avait prise sur la société anglaise
de 1780. Il était pourtant monstrueusement
laid, souvent sale et presque repoussant, ce qui
ne l'empêchait pas de s'être en quelque sorte
imposé comme guide et presque comme idole à
une société charmante et polie, dont il était le
vivant contraste :

« Il fut élu comme le prophète et le chef spirituel de ce groupe social dont il nous semblait, à
première vue, la condamnation vivante, l'anti-
thèse criante et impitoyable.

« Il faisait constamment sentir aux femmes leur
infériorité ; mais il avait beau leur dire qu'elles
étaient de charmantes petites folles et autres
gentillesses du même genre, elles s'obstinaient
à l'adorer.

« Du baby à la douairière, duchesse, comédienne et paysanne, toutes, sans exception, subissaient son charme. Car c'était vraiment un charme, une fascination, un pouvoir magnétique. Pour le dire en passant, c'est encore un des dons de la femme qu'elle peut aimer sans attrait physique. Ou plutôt, — car il y a toujours quelque sensualité dans son idéalisme et quelque idéalisme dans sa sensualité, — l'attrait physique naît à la suite de l'amour au lieu de le précéder, comme chez l'homme. Pour elles, ni laideur ni vieillesse : elles aiment avec les yeux, parce qu'elles voient avec le cœur. C'est pourquoi John Knox, à soixante ans, trouva une fille de seize ans, noble et jolie, pour s'éprendre de lui ; Bernardin de Saint-Pierre, marié après soixante-dix ans, fut aimé de sa femme-enfant, à ce point que, devenue veuve, elle épousa son meilleur disciple, pour le mieux pleurer, et plus longtemps. »

Je ne quitterai pas le docteur Johnson, qui, après avoir connu des caresses où ne se glissait nulle concupiscence, cessa ridiculement d'être vertueux sur ses vieux jours, sans répéter avec son biographe : « Avis à ceux qui, marchant déjà sur la route qui descend, se laissent entraîner à ces aventures d'où l'on ne rapporte que meurtrissure de cœur et abaissement de l'esprit. »

Je recommande cette phrase aux méditations de ceux de mes lecteurs qui seraient tentés de jeter tardivement leur bonnet pointu par-dessus les instruments de même forme, qui figurent si majestueusement dans la cérémonie du *Malade imaginaire*.

Examinons maintenant si dans le corps médical les séduisantes filles d'Ève, si déconcertantes par la spontanéité de leurs toquades et leur versatilité capricieuse, jouent un rôle aussi important que dans la vie de notre voisin, si la laideur y est aussi bien accueillie, aussi fêtée que de l'autre côté de la Manche.

Je commence par protester contre l'opinion fantaisiste d'une certaine catégorie de viveurs, qui n'ont pour but que le plaisir et se figurent volontiers que nos cabinets de consultations constituent des antres luxurieux, des sortes de sanctuaires dédiés à Vénus et sont témoins des scènes orgiaques les plus raffinées. — N'a-t-on pas écrit une diatribe contre les professions à verrous, celles où le titulaire peut s'enfermer à double tour chez lui, avec les clientes les plus lascives, les plus capiteuses, qui s'emploieraient de tout leur corps à le distraire de ses graves occupations, sans que personne ait le droit de s'en offusquer : mystère et sécurité, pensent ces clubmen sensuels, en se passant la langue sur les lèvres. — On dirait vraiment que les médecins, comme les avocats, les avoués et autres professionnels aux discrètes allures, n'ont pas d'autre chose à faire, d'autre objectif que de cueillir des pommes et de conjuguer le verbe *aimer*. — Il faudrait être rudement solide pour y résister. Leur santé encore plus que leur intérêt le leur défend, alors même qu'ils auraient les facilités les plus exceptionnelles, alors même que leur physique avantageux et leur belle situation les désigneraient particulièrement à l'attention des détraquées en quête de chair fraîche.

Eh bien, la conduite exemplaire de ces derniers, qui laisse si rarement à désirer, est la meilleure réponse qu'on puisse faire à nos détracteurs, ce qui prouve une fois de plus que le dévergondage tient uniquement à l'individu et nullement à la profession qu'il exerce. — Les facilités mêmes qu'ils sont censés avoir sont plutôt faites pour les cuirasser et les rendre invulnérables, que pour les induire en tentation. On montre trop au médecin pour qu'il s'emballe, il n'y a plus d'imprévu pour lui. Le nu est chaste, tout le monde le sait, tandis qu'il y a des décolletages savants et des collants aphrodisiaques, d'un effet supérieur à tous les élixirs de Brown-Séquard, l'imagination allant toujours plus loin que la réalité.

C'est pour ce motif que les avocats et les avoués, qui ont la spécialité des divorcées, lesquelles sont au moins bien portantes, que les prêtres obsédés par des hystériques, grands enfants sans défense, sont certainement plus exposés à s'enflammer et auraient beaucoup moins de réserve, d'après ce qu'on m'a raconté.

Ah! parbleu, il y a des débutants, célibataires sans dérivatifs, au nid désert, qui ne restent pas toujours insensibles aux offres de service, complaisantes et empressées, qui les sollicitent. — Dans un sonnet de Camuset, il est question d'un jouvenceau frais émoulu de l'école, qui, stimulé par les performances et les appâts marmoréens d'une créature de luxure et de perdition, matérielle à souhait et rebondie à ravir, ne garde pas une retenue exemplaire. Sa main lascive s'égare :

— Voyons, soyez sage, lui dit sa cliente, aux prunelles consentantes, à la sensualité brûlante.

— Et vous, soyez bonne, reprend l'Esculape, que votre jambe gauche ignore ce que fait ma main droite !

> Complaisamment l'oreille est mise
> Sur deux seins plus durs qu'inhumains,
> Et dans des gestes téméraires,
> L'étudiant, à pleines mains,
> Palpe ses premiers honoraires !

On connaît aussi le joli quatrain, où un jeune gynécologiste, après avoir pratiqué une cautérisation utérine, après s'être rendu compte « des abîmes d'inconnu et de mystère qui, chez toute femme, échappent à l'intimité la plus révélatrice », finit par être vaincu par les relents de péché qui s'exhalent de la riche nature de la patiente et se met à adorer ce qu'il avait brûlé.

Ce sont là feux de paille, et l'inexpérience peut seule expliquer ces entraînements irréfléchis. Puisqu'ils sont encore libres et ne profitent de la bienveillance que de personnes également libres, on comprend que leur vie n'ait rien de monacal. Quand on lit la déclaration d'amour, ardente, sensuelle, adressée par George Sand au docteur Pagello, on peut bien excuser ce bellâtre de s'être laissé griser par cette prose incendiaire, écrite dans un moment d'exaltation physique, pendant que le pauvre Musset grelottait de fièvre, à côté. Par exemple, il est permis d'en conclure que le grand écrivain ne fut qu'un cerveau d'élite, au cœur vide, aux sens grossiers. — Mme Dudevant, avec tout son esprit, n'était qu'une sensuelle vulgairement dépravée, une amoureuse, comme il y en a tant, assoiffée d'inconstance et de sensations nouvelles. Cet appétit impérieux lui fit vivre au moins autant de passions qu'elle en décrivit.

Tout individu qui vient s'installer quelque part, qu'il soit médecin ou fonctionnaire, pourvu qu'il soit célibataire, a le privilège, peu enviable, du reste, de surexciter les tendresses en disponibilité, les passions à demi sommeillantes de certaines veuves, les aspirations contraintes des épouses incomprises et même des vieilles filles dédaignées qui ne désarment pas. Leur sentimentalité lentement accumulée et sans objet ne demande qu'à déborder, qu'à se prodiguer. C'est

avec une curiosité inquiète, de rougissantes
humilités, de mendiantes supplications dans les
yeux, que ces admiratrices aussi impitoyables
que surannées cherchent à s'insinuer dans l'existence des nouveaux venus. — Elles espèrent
vaguement que leur zèle pourra tôt ou tard
recevoir sa récompense et que, faute de mieux,
ces jouvenceaux, vaincus par la persistance d'une
admiration presque caressante, finiront par
laisser courir sur l'eau morte du passé le frisson
d'un émoi juvénile. — Tant pis pour eux s'ils
s'exposent au ridicule, aux ironies et à la malice
pénétrante de quelques prudes, à qui rien
n'échappe. Du moment qu'ils ne cherchent pas
à porter atteinte à la vertu austère des matrones,
qui descendent en ligne plus ou moins directe
de Lucrèce ou de Cornélie, mère des Gracques,
on ne saurait leur reprocher trop sévèrement de
chercher à remédier à notre déchéance progé-
nitale, de s'exercer au sport de la puériculture,
dans un but patriotique. Ils sont dans le cas des
employés des magasins de confiserie, à qui on
permet, à leur début, de croquer à gogo fondants
et douceurs. Ils en ont vite assez et ne tardent pas
à être blasés. — On ne peut pas leur demander,

après tout, d'imiter Combabus, favori d'un roi assyrien, qui fut choisi par ce souverain pour accompagner la reine Stratonice, dans un pèlerinage que celle-ci voulait faire et qui ne devait pas durer moins de deux ou trois ans.

Prévoyant que les courtisans ne manqueraient pas de profiter d'une pareille circonstance pour le perdre et qu'on l'accuserait auprès de son maître d'avoir séduit la reine, il se fit..... neutraliser, mit les pièces dans une boîte qu'il scella et confia au roi en dépôt.

Ce qu'il avait prévu ne manqua pas d'arriver ; de prétendus témoins assurèrent l'avoir vu en conversation criminelle avec la reine. On l'aurait conduit au supplice, si le roi n'avait pas eu en mains propres la preuve trop certaine de son innocence.

Dans l'anecdote qui suit, le dévouement du médecin ne fut pas soumis à une épreuve aussi cruelle.

On lit dans les Mémoires du Maréchal de Castellane : « La marquise de Talaru a plus de cinquante ans ; elle croit nécessaire pour sa santé d'avoir un homme couché à côté d'elle ; en conséquence, quand M. de Talaru est absent, elle fait mettre dans un sac M. de Courtivron, son parent, ou M. de Chavagnac, un de ses amis, et elle les fait porter dans son lit, en ayant soin de faire constater le lendemain, par ses gens ou par sa femme de chambre, que le sac n'a pas été décousu. Actuellement, MM. de Chavagnac et de Courtivron sont à Madrid, attachés à l'ambassade de M. de Talaru, et c'est M. Boirot, médecin des eaux de Néris, qui exerce pour le quart d'heure l'honneur de cette charge. Ceci n'est en aucune façon une plaisanterie; mon secrétaire est parent du docteur, qui, positivement, est enfermé dans le sac tous les jours. »

Dans ces conditions, la voisine n'eût-elle pas été un peu mûre, il était facile de marcher sur les traces de feu Joseph, de pudique mémoire.

Chérubin lui-même, aux flancs de la comtesse, n'y eût pas failli.

Après cette digression, je reviens à mon point de départ, que je n'entends pas perdre de vue. J'ai tenu à faire la part du feu, en reconnaissant que, dans leur prime jeunesse, les médecins ne sont pas toujours incombustibles; mais ils sont obligés à la plus grande réserve, si surtout ils ont des liens de parenté avec Adonis ou Antinoüs. S'ils avaient la moindre aventure retentissante, tous les intérieurs se fermeraient devant eux, et, pour se mettre à l'abri du danger, on s'empresserait d'établir autour de ces Don Juan en mal d'amour un cordon sanitaire infranchissable. — Comme ils en ont conscience, ils se hâtent, lorsqu'ils sont ambitieux et veulent réussir, de prendre un paratonnerre matrimonial.

Les épouseuses les guettent et elles ont vite fait de les immobiliser dans une brillante situation. Les demoiselles Poirier, qui ont payé fort cher la satisfaction d'être leurs compagnes, sont généralement jalouses et veillent avec une sollicitude touchante sur leur précieux trésor. Défense d'y toucher, écriraient-elles volontiers sur un écriteau, et le fait est qu'on n'y touche guère. — Le seigneur et maître de chacune de ces dames, qu'il soit suffisamment absorbé par ses recherches, par ses visites, ou qu'il tienne à ne pas dégrader prématurément son physique, se contente parfaitement du pot-au-feu conjugal, du menu domestique, qui est du moins sain, s'il n'est pas excitant, sans se laisser tenter ailleurs par une cuisine plus épicée.

Les joies paisibles de la vie bourgeoise et régulière ne s'imposent-elles pas à tous ceux qui travaillent sérieusement et ont une profession absorbante ? Les nerfs, les caprices, les fièvres et les inconstances d'une caillette papillonnante sont incompatibles avec une existence droite et pondérée.

Il m'est difficile de dire des noms; mais rassemblez vos souvenirs et vous constaterez avec ensemble que le ravissant P..., le superbe D..., toujours si bien pommadé, et bien d'autres beaux seigneurs, de plus ou moins grande importance, ont bien rarement fourni prétexte à glose, à scandale, aux gazettes mondaines.

S'il en est ainsi, me dira-t-on, les plus disgraciés, précisément parce qu'ils inspirent moins de défiance, seraient plus exposés que les autres, d'après vous, à subir les libidineux assauts de la galanterie et à succomber. C'est une compensation qui leur serait peut-être due. J'ignore s'il y en a qui profitent de quelques bonnes fortunes, trop faciles, je le répète, pour être vraiment alléchantes ; mais ce dont je suis sûr, c'est que le plus grand nombre, sans avoir été jamais gâtés, se tiennent sur la défensive et abandonnent aux désœuvrés, aux naïfs, les prétendues ivresses, qui peuvent s'acheter à prix fixe à tous les coins de rues.

Du moment qu'ils font de moins beaux mariages que les autres, ils ont plus à veiller sur leur patrimoine ; ils ont besoin de lutter, de faire de louables efforts pour s'imposer.

Il faut qu'ils aient une grande réputation, une notoriété bien assise, comme l'un de nos grands opérateurs, d'une laideur remarquable, qui a cependant été épousé par une grande dame, pour faire des conquêtes.

On dit qu'il y a des vétérans, sur le point de prendre leurs invalides, qui voient approcher avec désespoir le temps où la continence de Scipion leur deviendra facile ; ils auraient, paraît-il, des rappels singuliers de jeunesse ; mais les regrets séniles de cet été de la Saint-Martin, dont l'éclat ne saurait être que de courte durée, ne peuvent que faire sourire ; ils sont aussi exceptionnels que peu redoutables. C'est l'histoire des grandes manœuvres en temps de paix ; il y a plus de bruit que de besogne, et pas de victimes.

Tout ce tapage ne dure que l'espace de quelques matins, ou de quelques soirs.

En somme, les nécessités absorbantes de la profession obligent ceux qui l'ont embrassée à n'abuser de rien, à rester dans la règle, dans la norme, à être même supérieurs à la moyenne. C'est vrai, même pour les jeunes internes, dont beaucoup ne consacrent qu'une soirée par semaine à Vénus, tandis qu'on a jugé prudent d'octroyer aux élèves de l'École polytechnique des sorties bi-hebdomadaires, le mercredi et le dimanche.

Les savants de tout ordre ont absolument besoin de paix intérieure pour ne pas être pris, courbés, assujettis, violés, pour ne pas être dévirilisés par une jupe conquérante, usurpatrice de l'indépendance et des énergies mâles, femme collante ou modèle d'amateur. Loin de rechercher les aventures, d'être le jouet de leurs sens, ils sont obligés de préférer la vertu à la volupté et de se confiner dans leur *home*, tout embaumé du charme pénétrant d'une compagne dévouée et d'enfants respectueux. L'amour-passion, avec ses affres ou ses ivresses, leur est interdit. — Sans cela, impossible de creuser son sillon, de poursuivre de laborieuses recherches, de percer, de s'imposer à sa génération et à ses rivaux.

Voyez-vous Littré, Claude Bernard, Chevreul, Pasteur, Charcot et autres entre les pattes d'une Circé quelconque, agir comme un collégien sentimental avec une grisette, devenus la proie de quelque fille de tristesse et non de joie, de quelque frivole Manon, aussi prompte à accorder son cœur qu'à le reprendre.

Leur lumineux cerveau aurait évidemment été obnubilé, leur personnalité réduite en esclavage et leur nom n'aurait point passé à la postérité.

Je suppose bien qu'ils n'ont pas toujours été des petits saints, et que, dans la force de l'âge, ils ont cédé à l'instinct, aux appels physiologiques de la nature ; mais le plaisir n'a tenu qu'une place tout à fait secondaire dans leur vie ; c'était pour eux l'accessoire et non le principal, comme pour les gens du monde, qui ne connaissent pas les salutaires dérivatifs du travail et de l'étude.

« Dans une société harmonique, a dit Richepin, chacun donne ce qu'il peut : un artiste, un savant, qui est tout cerveau, enrichit le patrimoine commun de sa production cérébrale. Des idées, du beau, des sensations neuves, voilà ses enfants, à défaut d'autres. Certes, il vaudrait mieux que l'homme de génie fût un homme complet, qu'il eût la force de se propager physiquement, aussi bien qu'intellectuellement. Mais enfin, il paie quand même sa quote-part d'altruisme et il n'a pas figure de déserteur, même lorsqu'il est sans descendance. »

La science est en fin de compte une maîtresse absorbante et autrement captivante que les poupées frivoles, que les héroïnes illettrées, sans orthographe, ou sans plastique, dont les séductions charnelles sont si rarement complétées par quelques qualités intellectuelles.

Pas d'âme, pas de conscience, la plupart du temps; ce serait de la démence de renoncer à l'une pour l'autre, ou les autres; on ne pourrait que perdre au change.

Hercule a eu tort de filer trop longtemps aux pieds d'Omphale, et Dalila a fait cruellement expier à Samson sa courte faiblesse.

Admettons qu'il y ait quelques brebis galeuses dans nos rangs; il n'y a pas lieu d'en rendre la masse responsable, pas plus que les tripotages et vices d'une demi-douzaine de journalistes ou de députés ne sont la preuve de la contamination générale, du manque de sens moral de tous les Français.

Vous voudrez bien remarquer que, dans tout ce qui précède, je n'ai expliqué la retenue obligatoire de mes confrères que par des motifs tout prosaïques. Pour ne pas avoir l'air d'être prudhommesque et de poser pour la vertu, je n'ai pas invoqué à dessein le frein moral qui sert de règle, à n'en pas douter, à la généralité de mes frères en Hippocrate. — Certainement, par dignité, par honorabilité, par droiture de caractère, pour mériter la confiance qu'on leur accorde, ces justes, fussent-ils encore pleins de verdeur, savent passer sans peur et sans reproche, le regard serein, au milieu des écueils les plus redoutables. — Peut-être l'habitude finit-elle par les aguerrir et émousser leurs sens ; mais c'est dans le sentiment de leur devoir qu'ils trouvent leur principale force et c'est avec une certaine fierté qu'ils peuvent plus tard, à l'heure du déclin, en savourant le miel des souvenirs, se féliciter de n'avoir jamais porté le trouble dans les familles et d'avoir conquis l'estime de tous ceux qui les ont approchés.

Dans *Germinie Lacerteux*, il y a une page

charmante sur l'action bienfaisante du confesseur, confident des chagrins et ami des misères
d'un grand nombre de femmes. Dans chacune
d'elles, il y a « je ne sais quoi de fiévreux, de
frissonnant, de sensitif et de blessé, une inquiétude et comme une aspiration de malade qui
appelle les caresses de la parole, ainsi que les
bobos d'un enfant demandent le chantonnement
d'une nourrice. Il lui faut des soulagements
d'expansion, de confidence, d'effusion, car il est
de la nature de son sexe de vouloir se répandre
et s'appuyer. Il existe en elle des choses qu'elle
a besoin de dire et sur lesquelles elle voudrait
être interrogée, plainte, consolée. Elle rêve,
pour des sentiments cachés et dont elle a la
pudeur, un intérêt apitoyé, une sympathie. »

Ce rôle touchant est souvent aussi l'apanage
du médecin. Lorsqu'il a un certain âge et des
cheveux blancs, il est rare qu'il n'ait pas à intervenir dans des malaises d'âme, des douleurs
immatérielles, des souffrances secrètes. Dans ce
cas, ses consultations, comme celles de l'homme
d'église, ressemblent à un attouchement de
paroles caressantes. Chaque cliente se retire
rafraîchie, délivrée, plus légère, avec le soula-

gement d'un pansement dans les parties tendres et comprimées de son être.

Il est doux d'être miséricordieux, de savoir traiter les tourments que se crée la pensée, comme ceux qui viennent du corps, et les médecins s'honorent en essuyant les larmes, en permettant aux affligées d'épancher leurs amertumes.

. . . .

Ceci était bon à rappeler, au moment où la calomnie et les basses délations tendent à avilir tant d'autres professions, au moment où tant d'individualités jusqu'ici considérées s'effondrent dans la boue, au moment où de vils scribes, pour faire monter le tirage d'un journal, s'efforcent de salir tout ce qui reste encore de noble et d'élevé dans notre chère France !

LA PHILOSOPHIE DE MON ONCLE BENJAMIN

L'aimable petit livre que *Mon oncle Benjamin*! (par Claude Tiller, édition de 1854). Les érudits le considèrent comme fort savoureux, plein de gaieté et de saillies, ce qui me décide à le faire connaître à ceux qui ne l'ont jamais feuilleté.

Stahl, qui s'y connaissait, considère l'auteur de ce livre comme le seul représentant, au point de vue littéraire, du génie départemental de la France sous Louis-Philippe : Les pamphlets, dit-il, sont en abrégé l'histoire de l'esprit public et des luttes de l'opposition libérale, pendant et après la Restauration. L'œuvre et l'homme sont uniques en leur genre : il n'est le fils et l'élève de personne, malgré ses points de contact avec Montaigne, Voltaire, Lesage, Scarron et Louis Courrier.

Il s'agit, ici, d'un médecin un peu bohème, mais fort intègre, et très dévoué, que l'on oppose, du reste, à un autre médecin, le docteur

Mainxit, qui se faisait payer grassement, en abusant de l'examen des urines, dans le sens charlatanesque du mot, comme on l'entendait autrefois.

Ces pauvres *jugeurs* d'eau, aux procédés empiriques, dont la perspicacité étonna pourtant bien des fois les médecins d'alors, les a-t-on assez ridiculisés ; et cependant, la méthode urologique a pris aujourd'hui une importance capitale, à tel point qu'on a pu dire que l'excrétion rénale donne la mesure exacte des mutations et des échanges nutritifs de l'économie animale, dans son fonctionnement normal ou pathologique. — Il est vrai que l'examen des excreta urinaires a été singulièrement perfectionné et que c'est à l'analyse chimique que nous en sommes redevables.

Je dois vous prévenir dès l'abord que notre ancien n'était pas d'une sobriété exemplaire ; il prétendait même que l'ivresse eût été un des plus grands bienfaits du créateur, si elle n'eût fait mal à la tête. Le vin était alors fait avec le jus de la treille et partant peu nuisible ; on peut donc l'excuser d'avoir eu le Bourgogne fort plaisant.

Il était en outre très sceptique en thérapeutique et prétendait même en riant, après boire, il est vrai, que sans les médecins le monde serait trop peuplé et, comme on lui reprochait, à ce compte, d'être un malhonnète homme, de voler l'argent de ceux qui l'appelaient : « Non, je ne le leur vole pas, répondait-il, parce que je les rassure, que je leur donne l'espoir et que je trouve toujours moyen de les faire rire. Cela vaut bien quelque chose. »

Cela vaut en effet bien des spécialités fastueuses, bien des injections dites organiques et pourrait être utile à pas mal de chroniques, de surmenés et de névropathes. Le remède, quoique ne se vendant pas à prix d'or dans les officines, est à la portée de toutes les bonnes volontés et de tous les hommes de cœur : Consoler, c'est déjà soulager !

Il n'est pas étonnant, après cela, que, dans tous les environs, on ne voulût mourir que de sa main. Il n'abusait pas, du reste, de ce privilège et n'était pas plus meurtrier que ses confrères. Mais poursuivons.

Ceci dit, je puis vous vanter, sans réserves, la bonne humeur intarissable de cet ancêtre ;

j'espère qu'elle vous aidera à supporter votre sort plus allégrement, s'il n'est pas aussi enviable que je vous le souhaite et que vous l'aviez rêvé. Celui qui n'a point de philosophie au milieu des misères d'ici-bas est un homme qui va tête nue sous une averse. Le philosophe, au contraire, a sur le chef un bon parapluie qui le met à l'abri de l'orage.

Telle était son opinion ; il regardait la vie comme une farce et y jouait son rôle le plus gaiement possible. Si votre table n'est pas toujours d'une succulence recherchée, il vous fera remarquer que vous l'abordez au moins avec des fringales optimistes, après avoir fait des courses, durant toute la journée. Vous êtes disposé de la sorte à tout trouver excellent ; le rata familial chatouille plus agréablement vos houppes nerveuses qu'un perdreau truffé ne chatouillerait celles d'un roi, parce que les vôtres bien disposées ont conservé leur fraîcheur d'impressions, tandis que le palais de Sa Majesté est blasé sur les truffes.

« Tout mal, ici-bas, se compense par un bien, et tout bien qui s'étale est atténué par un mal qu'on ne voit pas. Dieu a mille moyens de faire des compensations ; s'il a donné à l'un de bons dîners, à l'autre il donne un peu plus d'appétit et cela rétablit l'équilibre. Au riche il a donné la crainte de perdre, le souci de conserver, et au gueux l'insouciance. En nous envoyant dans ce lieu d'exil il nous a fait à tous un bagage à peu près égal de misères et de bien-être. »

A diverses reprises, *l'oncle Benjamin* vous conseille de ne pas vous alarmer des petits déboires inévitables de la profession, de réserver sous votre toit, comme aux hirondelles, une place à la gaieté, ce bien que l'Auteur de toutes choses a donné aux humains pour les consoler de leurs misères, « comme il a fait certaines herbes pour fleurir entre les pavés qu'on foule aux pieds, certains oiseaux pour chanter sur les vieilles tours, comme il a fait la belle verdure du lierre pour sourire sur les masures qui font la grimace. »

Faites comme lui si votre escarcelle n'est pas bien garnie ; dites à la fortune : « Je ne me courberai pas sous ta main ; je mangerai mon pain dur aussi fièrement que le dictateur Fabricius mangeait ses raves ; frappe tant que tu voudras, je répondrai à tes flagellations par des sarcasmes ; je serai comme l'arbre qui fleurit quand on le coupe par le pied ! »

Cette indépendance de caractère, cette résignation, lui paraissent préférables à l'indépendance des jeunes gens qui font des mariages d'intérêt ou contre leurs penchants : « Les imprudents, ils ne savent pas ce que c'est pour une femme, qu'un mari qu'elle n'aime pas. C'est un fétu ardent qu'elle ne peut chasser de son œil ; c'est une rage de dents qui ne lui laisse pas un moment de repos. Quelques-unes se laissent mourir à la peine ; d'autres vont chercher ailleurs l'amour qu'elles ne peuvent se procurer avec le cadavre auquel on les a attachées. Celles-ci glissent doucement à cet époux fortuné une pincée d'arsenic dans son potage et font écrire sur sa tombe qu'il laisse une veuve inconsolable. »

Il y aurait évidemment beaucoup moins de neurasthéniques, si, comme il le conseille, on s'efforçait d'éviter les surexcitations de tout ordre, qui contribuent à semer la vie d'épines, car « la sensibilité est le don de souffrir ; être sensible, c'est marcher pieds nus sur les cailloux tranchants de la vie, c'est passer à travers la foule qui vous heurte et vous coudoie, une plaie vive au côté. Ce qui fait le malheur des hommes, ce sont les désirs non satisfaits. Or, toute âme qui sent trop, c'est un ballon qui voudrait monter au ciel et qui ne peut dépasser les limites de l'atmosphère. »

Ce brave oncle Benjamin devait avoir éprouvé bien des déceptions dans ses relations pour écrire ceci : « Pour un ami qui nous aime loyalement et sans arrière-pensée, nous avons vingt ennemis cachés dans l'ombre, qui attendent en silence, comme un chasseur en embuscade, l'occasion de nous faire du mal. »

Évidemment, les rapports confraternels n'étaient pas plus suaves autrefois qu'aujourd'hui, et il n'avait aucune illusion à ce sujet.

S'il se contentait d'avoir quelques rares amis, bien éprouvés, il ne regrettait pas davantage de n'avoir que peu de parents : « Une famille vous gêne, vous contrecarre de mille façons ; il faut que vous obéissiez à ses idées et non aux vôtres ; vous n'êtes pas libre de suivre votre vocation, et dans la voie où elle vous jette, souvent dès le premier pas, vous vous trouvez embourbé. »

C'est le cas des médecins doués, qui avaient

tout ce qu'il faut pour réussir à la ville, pour suivre la laborieuse et brillante carrière des concours, et qui sont allés s'enterrer dans quelque trou sauvage, pour complaire à leurs géniteurs, qui réclamaient avec instance le retour de l'enfant prodigue.

Nos confrères qui font de la politique, et, presque toujours, dans une teinte plus ou moins écarlate, apprendront avec plaisir, surtout s'ils ont à souffrir du voisinage de quelque hobereau prétentieux, que le docteur Benjamin était très démocrate et se moquait volontiers des nobles courtisans, que leur *de* ne préservait ni de la colique, quand ils avaient trop dîné, ni de l'ivresse quand ils avaient trop bu. A ses yeux, leur supériorité n'était établie que par les lettres patentes du roi et il ne se gênait pas pour remettre à leur place les descendants de tel vilain fait comte par Henri IV, parce qu'il avait servi une bonne oie à Sa Majesté : « Ils ont beau être riches, tous ces grands messieurs, il faut toujours qu'ils aillent où nous allons ; ils ont beau s'attifer de velours et de taffetas, leurs derniers habits, ce sont toujours les planches de la bière ; ils ont beau soigner et parfumer leur peau, les vers de la terre sont faits pour eux comme pour nous. »

« Les déshérités du sort, a dit Bourget, envieraient moins les décors exquis des existences comblées, s'ils soupçonnaient les agonies secrètes auxquelles ce luxe raffiné sert le plus souvent de théâtre. »

Il se montre du reste également sévère contre les perturbateurs qui méprisent la cause et mettent l'effet à profit : « Ils veulent que les grands chemins soient sûrs, et ils font fi des gendarmes ; ils sont charmés qu'on les débarrasse des assassins et ils marquent le bourreau d'infamie ; quand ils ont été volés, ils veulent qu'on leur retrouve le voleur avec leur argent dans sa poche, et, pour salaire, ils n'accordent à la police que l'injure et le dédain. »

Notre ami, car je suppose qu'il vous a conquis comme il m'a charmé, ne redoutait rien, pas même la mort, qu'il avait souvent entrevue au chevet de ses clients, et il lui importait peu d'arriver au terme fatal à petits pas ou d'une seule enjambée : « Ne vaut-il pas mieux s'arrêter quand le chemin est pavé d'herbes et de fleurs, que le soleil est chaud et rayonnant, que les haies sont pleines d'oiseaux, que d'aller jusqu'à ce que le sol se couvre de boue et que viennent la neige et la pluie? — Est-il décent de se présenter à Dieu ployé sur des béquilles, décrépit, branlant, éraillé? N'est-ce pas humiliant d'être obligé de lui dire, quand il vous reproche vos peccadilles de l'autre monde « Pardon, Seigneur, je n'ai pas entendu. »

N'allez pas croire que cet excellent oncle Benjamin fût insensible; il s'apitoyait tout comme un autre sur la place vide laissée dans les foyers amis, sur le tertre de gazon où on vient verser de pieuses larmes, à la Toussaint. Il savait bien qu'il n'y a pas de foule, si rose et si dorée qu'elle paraisse, qui ne soit tachée de noir; il n'ignorait pas que les yeux de l'homme ont été faits bien moins pour voir que pour pleurer et que toute âme a sa plaie, comme toute fleur a son insecte qui la ronge; mais, dans sa robustesse physique et morale, il aimait à reconnaître que, dans le chemin de la vie, Dieu a mis aussi l'oubli qui suit à pas lents la mort et que ce consolateur efface les épitaphes qu'elle a tracées et les ruines qu'elle a faites.

Je terminerai par cette pensée consolante, et

je forme des vœux, chers confrères, si quelque
sombre rêverie enveloppait votre esprit comme
d'un linceul, si quelque chagrin avait assombri
vos jours, pour que le souvenir du passé ne
tarde pas trop à s'effacer et devienne sans amertume !

SCRUPULES

Je ne suis pas étonné que le brave docteur D..., qui avait jadis un petit avoir, n'ait presque rien laissé à ses héritiers fort déçus, si ce n'est un nom aimé et respecté, dont ils peuvent être fiers. Ce fut toujours un panier percé, disaient mélancoliquement de lui les grosses matrones de l'endroit, avares de leurs deniers et même de leur tissu adipeux, qu'elles accumulent parcimonieusement, en étages chancelants, sur leur ventripotente personne.

Il est certain que, tout gamin, il commença par partager généreusement avec ses vêtements la confiture de ses tartines. Plus tard, c'était toujours lui qui régalait les camarades. Il offrait des tournées de bocks avec une facilité qui ne pouvait manquer d'être exploitée. Il fut aussi toujours fort généreux avec les grisettes du quartier latin, qui voulurent bien lui accorder leurs faveurs tarifées, partager avec lui son lit et son porte-monnaie.

Il m'est arrivé plus d'une fois de le voir revenir en arrière, mû par une sorte d'impulsion intérieure, inquiet et tourmenté, pour donner quelque menue monnaie à des mendiants peu intéressants la plupart du temps, auprès desquels il avait passé indifférent, pour ne pas avoir à chercher ou à fouiller dans ses poches.

Il était presque pris de remords, comme s'il avait commis une mauvaise action, se reprochait aussitôt son apathie et ne redevenait serein et de bonne humeur que lorsqu'il avait réparé sa prétendue dureté.

Un jour, il reparcourut, avec angoisse, une bonne partie du boulevard Saint-Michel, pour retrouver une vieille professionnelle, une ivrognesse bien connue des étudiants, dont elle sollicitait la charité de temps immémorial. Elle prenait une voix dolente et lacrymatoire, à attendrir un huissier, pour quémander en faveur de ses cinq enfants, qui n'avaient rien mangé depuis la veille : Ça ne prend plus, lui avait-il dit, en passant. Il lui fit presque des excuses et chercha à nous démontrer qu'il pouvait bien y avoir une part de vérité dans ses doléances.

Elle exagérait certainement, ajoutait-il ; mais

elle avait l'air si pitoyable, qu'on pouvait même lui tolérer quelques habitudes bachiques, pour l'aider à supporter sa misère. On avait beau lui affirmer que la plupart des indigents, qui sollicitent notre pitié, au coin des rues, se font de superbes journées et mènent ensuite joyeuse vie, en riant du bon gogo, il préférait être roulé et victime de quelque geignard hypocrite, plutôt que de s'exposer à coudoyer une infortune véritable, sans intervenir.

Le terrain, comme on le voit, était bien préparé. Aussi, lorsqu'il se fut installé dans la petite commune de M..., son pays natal, où son prédécesseur ne se faisait presque jamais payer, il lui parut bien difficile de ne pas continuer cette honorable, mais peu substantielle tradition.

C'est à peine s'il osait envoyer, de temps en temps, une note d'honoraires à ses clients les plus fortunés. Il avait soigné, durant trois mois, une brave femme, qui, reconnaissante dans la mesure de ses moyens, vint un jour lui apporter cinquante francs, en priant son sauveur de vouloir bien se contenter de cette modeste rétribution.

Le docteur D..., ayant appris, quelque temps

après, que cette pauvre veuve avait vendu presque tous les hôtes emplumés de sa basse-cour pour s'acquitter envers lui, devint fort perplexe et n'eut plus qu'un objectif, celui de rendre à sa cliente, sous une forme détournée, la somme qu'il en avait reçue. Il lui offrit des couples rares de volailles, afin qu'elle puisse, disait-il, contribuer à en répandre l'espèce ; mais, en réalité, pour l'aider à repeupler son poulailler. Sous prétexte que sa convalescence traînait en longueur et qu'elle avait besoin de toniques, il lui apportait les plus vieux flacons de sa cave et des victuailles de toute nature.

Du reste, à ce point de vue, il fit longtemps le désespoir de sa femme, en pillant impitoyable-ment les provisions que celle-ci accumulait dans la maison, en fourmi prudente et économe. — Comme le docteur possédait un superbe jardin fruitier, c'était une excellente occasion pour sa compagne, qui avait des recettes exquises, de fabriquer des quantités de confitures aux cou-leurs et aux aromes les plus variés, ainsi que des liqueurs de ménage, des sirops et des juleps à détrôner les liquides suralcoolisés les plus en vogue.

Mais, chaque année, il fallait augmenter les doses ; il n'y en avait jamais assez ; le stock édulcoré et oléagineux s'épuisait avec une rapidité vertigineuse, à tel point, qu'au début, Mme D... fut en suspicion contre ses domestiques ; mais lorsqu'elle eut découvert le vrai coupable, qu'elle avait été jusqu'à soupçonner d'avoir des habitudes solitaires d'intempérance, elle fut très heureuse de le seconder et de faire à son tour une large part aux pauvres, surtout aux enfants des paysans du voisinage, qui, au sortir d'une maladie aiguë, faisaient un accueil enthousiaste à ces douceurs, bien propres à rendre acceptable le pain parfois si dur de l'humble logis. — Comme ses désirs de maternité n'avaient pas été réalisés, elle se dédommageait en dépensant en faveur d'autres berceaux les trésors de tendresse accumulés dans son cœur.

Je ne puis songer qu'avec un attendrissement ému à ces deux personnes, qu'une mort prématurée vient d'enlever, à quelques semaines d'intervalle.

Et qu'on n'aille pas sourire des petits détails matériels, dans lesquels je n'ai pas hésité à entrer. La vie est faite, en fin de compte, de ces riens, si importants pourtant, lorsque l'instinct de conservation est en jeu, lorsque des visages hâves et souffreteux tournent désespérément les yeux vers l'horizon, pour savoir d'où leur viendra le secours, qui leur permettra de se soutenir et de se raccrocher à la vie, à cette misérable existence si peu enviable, à laquelle ils tiennent pourtant avec âpreté.

J'aurais pu dévêtir encore davantage cette âme de bon Samaritain, citer cent autres faits analogues, où les instincts généreux de mon regretté compatriote ont eu l'occasion de se dépenser. L'accumulation de nouveaux détails n'ajouterait rien à l'admiration touchante qu'inspire une vie si bien remplie et d'un si noble exemple. En y songeant, il semble qu'on respire un air vivifiant, qu'on boit à une source très pure et très fraîche.

On éprouve comme une sorte de fierté confraternelle, tout en regrettant de ne pouvoir imiter plus fréquemment ce brave praticien, dont le souvenir vénéré ne s'effacera jamais du cœur de ceux qui l'ont connu.

Car, si j'ai salué sa mémoire avec la plus vive

sympathie, je sais parfaitement bien qu'il serait impossible d'en faire autant à la plupart de mes lecteurs, même à ceux qui ont le sentiment le plus exquis du devoir, des habitudes de haute dignité morale et sont prêts au sacrifice d'eux-mêmes.

Ils ont beau être dominés par un idéal de justice et de charité, ils sont obligés de vivre et de faire vivre les leurs de leur profession. Ils travaillent quand même à la propagande du bien, par la parole et par l'exemple, et j'ai saisi, avec empressement, l'occasion de le dire, au moment même où on ne cesse d'accabler les médecins, sous le prétexte qu'ils secouent le joug odieux des sociétés mutualistes, lesquelles n'ont cessé de les exploiter. Les conditions d'existence sont fort dures pour les trois quarts des fils d'Hippocrate ; ils sont obligés de compter avec les besoins de l'existence, comme les autres mortels ; mais ils n'en seront que plus disposés à secourir les malheureux, le jour où ceux qui peuvent les payer s'acquitteront d'une façon convenable !

LA LUTTE CONTRE LA MORT

Un fait qui prouve que la profession médicale représente bien, malgré la critique, un sacerdoce éminemment noble et désintéressé, c'est que nous agissons de la façon la plus certaine contre nos intérêts matériels, en cherchant à prévenir les maladies infectieuses, les épidémies, en contribuant à la vulgarisation de l'hygiène et de toutes les précautions sanitaires, dont l'application stricte a déjà sauvé et sauvera encore tant d'existences.

On peut se retourner en arrière et regarder, avec orgueil, le chemin parcouru depuis quelques années. C'est la démonstration la plus suggestive que l'on puisse entreprendre pour dissiper les prétentions des hableurs, qui prétendent que la médecine est restée stationnaire et n'a pas fait de progrès.

Même au point de vue de la thérapeutique, de précieuses conquêtes ont été réalisées ; nous n'avons peut-être pas encore des ressources aussi puissantes et surtout aussi précises que nous le voudrions ; mais dans l'art de la prophylaxie on a fait des pas de géant. La diminution si remarquable des décès par fièvre typhoïde, six fois moins nombreux qu'il y a dix ans, constitue une statistique tout à fait consolante.

J'en dirai autant de la léthalité décroissante de la variole, de la rougeole, de la scarlatine, de la diphtérie et même de la tuberculose. L'avenir est plein de promesses, et il y a lieu d'encourager toutes les tentatives ayant pour but la désinfection des locaux et des objets contaminés, l'adduction d'eaux potables non suspectes, l'amélioration de l'habitat urbain ou populaire, l'isolement des cas contagieux, la surveillance stricte des écoles, des hôpitaux, de toutes les agglomérations.

Il ne sera pas inutile de rappeler que, tandis que nous comptons 95 0/0 de décès chez les phtisiques traités dans nos villes et à la campagne, on obtient le chiffre encourageant de 40 à 50 0/0 de cas de guérison chez les tuberculeux soumis au régime du sanatorium. Or, comme il existe constamment, dans notre pays, environ 500.000 tuberculeux et qu'un tiers succombe chaque année, on voit combien on pourrait sauver de personnes, à l'âge même ou elles peuvent se rendre le plus utiles, c'est-à-dire de vingt à trente ans. Il faut que l'idée de la curabilité de la terrible maladie pénètre dans les esprits les plus routiniers et que cette pensée triomphe de toutes les apathies.

Il y a quelques mois, dans un article vibrant de patriotisme, M. Gerville-Réache, après avoir déploré la mort de tant de jeunes soldats, qui, à Madagascar, ont été victimes de l'incurie administrative, terminait par cette éloquente admonestation : « Cette perte est cruelle et il est profondément regrettable qu'on n'ait pu l'éviter. Mais cette perte, si sensible qu'elle soit, n'est encore rien, à côté des 150 à 200.000 Français, qu'on pourrait arracher à la mort tous les ans. Les 6.000 victimes de l'expédition de Madagascar sont tombées glorieusement au service de la France, mais les 150 à 200.000 autres disparaissent chaque année sans la moindre utilité pour la patrie. Leur disparition est une perte considérable pour le pays que le gouvernement et le Parlement peuvent faire cesser : ils n'ont qu'à le vouloir. Qu'ils le veuillent donc, pour l'humanité et pour la patrie ! »

Je n'apprendrai rien à personne, en disant que nous sommes moins bien outillés, moins bien organisés que la plupart de nos voisins, l'Angleterre et l'Allemagne en particulier, pour tout ce qui concerne la santé des hommes qui vont guerroyer loin de la métropole, aussi bien que pour la santé de la population civile. La preuve en est, qu'en 1891, date du dernier recensement, il y a eu en France 160.000 décès de plus qu'en Angleterre, quoique cette île soit à peu près aussi peuplée que notre pays et que la natalité française soit inférieure à la natalité anglaise.

La même différence doit exister pour les années suivantes.

L'explication de cette attristante constatation est, hélas! trop facile à découvrir. L'Angleterre possède une loi sévère sur l'hygiène publique, la célèbre loi de 1874, connue sous le nom de *Public health act,* tandis que nous n'avons point une loi analogue. Or, comme l'indique M. Gerville-Réache, il n'y a pas de loi dont la France ait un besoin plus urgent que celle portant protection de la santé publique.

Le code sanitaire, qui a été élaboré et dont on nous fait de grands éloges, ne tardera pas à entrer en vigueur ; mais il s'agit de déblayer le terrain auparavant et de faire comprendre aux ouvriers et aux campagnards, dont l'incurie est si souvent funeste, qu'ils peuvent éviter bien des maladies, et augmenter leurs chances de vie, pour eux et leur famille.

En dehors de la question d'attachement, de sentiment, c'est un capital qu'il ne faut pas laisser perdre. Le paysan est cupide, et il faut qu'il sache que les bras des siens ont une valeur, représentent un revenu, tout comme la vache et le sanglier domestique, qui paraissent avoir ses prédilections.

Je suis de plus en plus convaincu que Flourens a dit une importante vérité en déclarant ceci : L'homme ne meurt pas, il se tue !

Il peut, en effet, se faire durer, et la recette, sauf quelques exceptions, est à la portée de tous ceux qui veulent l'appliquer.

Comme les hommes sont de grands enfants, qui sacrifient tout à l'heure présente, c'est à nous, leurs Mentors attitrés, de les empêcher de mal faire, de les guider dans la bonne voie, en attendant que les pouvoirs publics les y contraignent de force.

Il faut les préparer à l'obéissance hygiénique, sanitaire, qu'on ne tardera pas à leur imposer, pour leur plus grand profit : cette législation, qui aura surtout à se heurter à l'ignorance et à l'indifférence, sera, après tout, beaucoup moins vexatoire que bien d'autres règlements administratifs.

Elle ne sera pas plus douloureuse à appliquer que la panacée, préconisée par un journaliste de beaucoup d'esprit, lequel a sérieusement proposé, pour remédier à la décadence prolifique de la France, de rendre la famille obligatoire, de forcer l'individu à procréer dans l'intérêt social : « Cette loi n'aurait rien de plus abusif, quand on y réfléchit un peu, que n'en ont tant d'autres, où le devoir de chacun envers tous est imposé, au nom de tous, par voie de contrainte. Elle découle logiquement du système en vigueur dans tout le reste de la vie civique.

N'est-on pas passible d'un châtiment légal,

quand on refuse l'impôt de l'argent, l'impôt du sang? N'est-ce pas à contre-gré qu'on est contribuable et soldat? De même on serait père par force.

Si la conséquence vous paraît monstrueuse, c'est que vous ne savez pas tirer d'un principe tout ce qu'il contient. Votre théorie et votre pratique ne concordent point.

N'objectez pas qu'ici la pratique serait impossible. La loi militaire a des exigences autrement cruelles que n'en aurait la loi familiale. On obtient du citoyen qu'il aille tuer et se faire tuer. Pourquoi n'en obtiendrait-on pas ceci : qu'il engrossât sa femme? La chose n'aurait rien d'extraordinaire. La chose s'est déjà vue dans l'histoire, à Sparte.

Quand la voterez-vous, cette loi, messieurs nos Lycurgues?

Tant que vous ne l'aurez pas votée et mise à exécution, laissez-moi rire de vos jérémiades ou de vos indignations patriotiques. Je ne saurais la prendre au sérieux, cette société qui se dit malade et qui ne tient point à guérir.

En ces matières-là, discourir ne suffit pas, ni statistiquer non plus. Il faut prêcher d'exemple.

Si la France ne doit pas s'éteindre, c'est à condition que chaque Français en particulier y mette du sien. Je m'entends.

Sinon, bonsoir, nous autres! Dans un siècle, dans cinquante ans, dans moins peut-être, nous serons mangés par nos voisins.

Et ce sera pain bénit, n'est-ce pas? Nous ne l'aurons pas volé. Nous aurons trop redit, chacun aux autres, et nul ne s'y attelant de bon cœur :

— Faites des gosses!

Et nous savons pourtant bien que la salive n'est pas de la semence, et que les enfants ne se fabriquent point, comme le croyait Agnès, par l'oreille! (Jean Richepin.)

Ce qui précède a l'air d'une boutade, aux allures de sophisme ; mais qui sait, ce sera peut-être la vérité de demain.

Après cette digression, je reviens à mon point de départ.

Puisque la fatalité condamne les médecins à se suicider de leurs propres mains, à travailler contre eux-mêmes, lorsqu'ils s'occupent d'autrui ; puisque leurs jours sont comptés et qu'il ne s'agit plus de savoir qu'à quelle sauce ils seront accommodés, le mieux est encore qu'ils choisissent leur genre de mort et qu'ils succombent noblement et avec sérénité, dans l'arène scientifique, après s'être distingués par leur dévouement à l'humanité souffrante, après avoir fait le plus de bien possible autour d'eux.

Ce sera leur façon de se venger de l'ingratitude de leurs clients et des pouvoirs publics.

Après tout, il serait difficile de faire autrement, et on ne se figure pas un médecin installé dans une commune, où, souvent, il est le seul à avoir une certaine culture, en abuser pour donner de mauvais conseils aux paysans illettrés qui l'entourent. Tout au plus pourrait-on admettre une certaine neutralité, une certaine indifférence, inspirées par la lassitude, qui fait rejeter la cognée et l'effort individuel.

Mais bah, nos confrères ruraux, ces braves bûcherons qui ne reculent pas devant la besogne, ont encore mieux à faire : c'est de chercher à se créer de plus en plus une place prépondérante dans les mairies, les conseils d'arrondissements et les conseils généraux, auprès des personnages officiels, afin de faire triompher la bonne cause, de semer partout le bon grain hygiénique, qui

finira, n'en doutez pas, par fructifier au centuple.

Il a déjà fructifié, car la mortalité tend à
diminuer notablement. Il y a même plus :
malgré la lenteur de l'accroissement de notre
population, il est constant que le nombre des
jeunes gens appelés à accomplir leur devoir militaire augmente d'année en année. Cette majora-
tion est de beaucoup supérieure au rapport
mathématique qui existe entre le chiffre des
naissances et celui des décès, en y comprenant
même les gains produits par la naturalisation. —
D'une communication faite par M. Vacher, en
1897, à la Société de statistique, il ressort que
cette progression ascendante provient de la
diminution de la mortalité parmi la population
masculine jusqu'à l'âge de 21 ans. Dans l'armée
allemande, dont le recrutement s'effectue à
l'âge de 20 ans, la classe ne compte que cin-
quante-quatre survivants sur cent garçons, nés
la même année, abstraction faite des réfractaires. En France, la survie s'élève à 67 0/0,
et, dans certains départements, elle atteint
75 0/0. — Cette constatation, à laquelle nous
avons contribué, est encourageante et sera par-

ticulièrement bien accueillie par les hygiénistes.

Et la récompense, quelle sera-t-elle, après le dur labeur, après les fatigues vaillamment supportées ? Oh ! bien petite, certainement, au point de vue rémunérateur et purement humain ; mais bien réconfortante, bien douce, bien consolante, si, comme le conseille le grand poète Mœterlinck, dans son essai sur la Vie profonde, vous envisagez la grandeur de la vie et sa beauté divine, d'après le rôle bienfaisant qu'on peut y remplir.

« Car qu'est-ce, au fond, dit-il, que tout ce qu'on appelle sagesse, vertu, héroïsme, et les heures sublimes, et les grands moments de la vie, si ce ne sont les moments où l'on est sorti plus ou moins de soi-même, et où l'on a pu s'arrêter, ne fût-ce qu'une minute, sur le pas de l'une des portes éternelles, d'où l'on voit que le plus petit cri, la pensée la plus pâle et le geste le plus faible, ne tombent pas dans le néant ; ou bien que s'ils y tombent, cette chute même est si immense qu'elle suffit à donner un caractère auguste à votre vie ? Pourquoi attendez-vous que le firmament s'ouvre au fracas de la foudre ? Il faut être attentif aux minutes heureuses où il s'ouvre en silence ; et il s'ouvre sans cesse. »

Oui, oui, il y a une lumière consolante qui éclaire nos misères professionnelles ; mais à la condition d'ouvrir les yeux devant ses manifestations, de renoncer à l'égoïsme personnel et de se donner un noble but pour objectif.

Qu'il me soit permis d'espérer que cette pensée consolante apportera un peu de baume à nos confrères les plus déshérités, ceux qui, dans la crise actuelle, cause de tant de mélancolie et de soucis, ont le plus besoin qu'on leur tende la main et qu'on leur adresse des consolations !

LES MÉDECINS AUX COURSES

Il y a quelques mois, un très aimable confrère des environs de Paris m'engageait à consacrer une causerie aux médecins sportmen :
« Je vous assure que j'en connais pas mal,
m'écrivait-il, et m'engage à vous fournir quelques
documents. Ce genre d'épidémie atteint surtout
nos confrères de Paris et des environs. Ils
prennent le germe du mal pendant qu'ils sont
étudiants, et si le terrain est tant soi peu préparé, ce germe se développe admirablement et
produit quelquefois de grands ravages. Je pourrais vous citer l'histoire d'un confrère, établi
en province, qui a quitté son poste pour venir
s'installer aux environs de Paris, uniquement
parce qu'il désirait fréquenter les hippodromes.
C'est un des fervents du sport hippique. Il partage également son temps entre les malades et
les champs de courses, les visites le matin, les
performances des chevaux et la cote l'après-
midi. Quant à moi, j'ai subi la contagion ; mais

n'ai pas pris le germe du mal pendant mes études médicales ; aussi, les racines en sont-elles moins profondes. Je me contente d'aller, le dimanche, assez régulièrement, je l'avoue, soit à Auteuil, soit au Bois de Boulogne. »

Évidemment, mon correspondant est maître de lui, il juge son cas avec sang-froid et je le sais assez bien équilibré pour être sûr qu'il s'arrêtera sur la pente glissante, si jamais la passion du jeu venait à l'accaparer d'une façon impérieuse.

Car il ne s'agit au fond que de jeu, que d'un souci malsain et néfaste, le fléau de notre fin de siècle, où grands et petits, députés et gavroches, chacun spécule, tripote et ne rêve que coups de fortune rapides. Nos confrères, qui se passionnent pour les questions d'entraînement, ne s'intéressent en réalité aux favoris et à leurs jockeys que pour pouvoir parier avec plus de sécurité. C'est l'appât du gain qui les émeut et non le succès de telle ou telle écurie, et non la somptuosité, du reste inutile, des plus beaux attelages, ou la splendeur des toilettes à sensation.

L'hygiène n'a même rien à démêler avec leur déplacement ; il faut les voir agités, anxieux, parcourant fiévreusement les gazettes spéciales, prenant des notes, pour être convaincu que leur exode n'a nullement été motivé par le besoin de changer de milieu, de prendre un repos bien mérité.

Il leur serait facile, à moins de frais, de choisir un autre but d'excursion, moins poussiéreux, durant l'été, moins exposé aux rafales, durant l'hiver, et surtout d'y faire participer leur famille, si le rendez-vous offrait des avantages inappréciables, au point de vue de la pureté de l'air et de la beauté du site.

L'amateur de courses se garde bien d'emmener avec lui sa femme et ses enfants. Sa compagne pourrait le censurer, l'arrêter dans ses combinaisons, l'empêcher de faire des coups de tête. C'est ce qu'il ne veut pas admettre. Il s'en va égoïstement, brusquement, pour éviter les remontrances, pour qu'on ne lui reproche pas d'abandonner les siens, chaque fois qu'il est libre.

Oh! s'il n'y avait que des médecins riches qui risquent leurs revenus sur la pelouse de Longchamp, je n'aurais pas pris la plume. C'est un luxe qu'ils peuvent se permettre, comme la partie de baccara, au cercle. Tant pis pour eux s'il leur en cuit ensuite. Mais je suis pris de pitié et je crie bien fort casse-cou, lorsque je vois des confrères peu fortunés (ils sont en majorité) dissiper bêtement leurs petites économies, alors que leur ménage laisse parfois fort à désirer et qu'ils devraient songer à l'avenir, soit pour eux-mêmes, soit pour constituer une dot à leur fille ou réparer les brèches du passé.

Car, il n'y a pas à se le dissimuler, du moment qu'on joue d'une façon régulière, périodique, on arrive fatalement à perdre. Quelques gains transitoires ne peuvent que retarder la chute inévitable. Ce n'est qu'une question de temps. C'est ce que devraient comprendre les malheureux ouvriers ou employés de commerce, qui, grisés par un pari heureux, se figurent naïvement que la chance sera toujours avec eux et que la fortune continuera à les favoriser. Ils désertent la tâche quotidienne, pénible souvent, j'en conviens, mais du moins saine et suivie d'un salaire certain. C'est toujours avec un serrement de cœur et une grande commisération que je les aperçois, dans les wagons de la Ceinture, se transmettant des tuyaux, consultant les journaux du turf, singeant les gens riches, les oisifs qui, eux, du moins, ont les moyens de faire la part du feu.

Il n'est pas étonnant d'apprendre ensuite que tel joueur, réduit à la misère, s'est fait justice et que le revolver a achevé de brouiller le peu de cervelle qu'il possédait.

C'est ce qui explique l'indignation de M. Marcel Barthe, lors de la discussion du budget, à propos du pari mutuel : « C'est le jeu, c'est-à-dire le vol, l'escroquerie, la démoralisation, le désespoir et le suicide. »

« Le pari mutuel, dit l'orateur, ruine les ouvriers et les dégoûte du travail. Il démoralise une grande partie de la population. A-t-on jamais eu l'idée de grossir le budget par un prélèvement sur les produits de la prostitution? Eh bien, ce serait moins immoral. »

« Lorsqu'un crime a été commis, on en poursuit l'auteur. Je n'ai jamais vu poursuites pour excitation au jeu. »

« On me dit que le prélèvement est destiné à des œuvres intéressantes de bienfaisance. Peuvent-elles être mises en balance avec les désordres causés par le pari mutuel ? »

Jadis, ce sport dispendieux était à peu près l'apanage d'une certaine aristocratie financière. Aujourd'hui, les moins favorisés veulent en tâter. Aussi, à part diverses enceintes réservées, le coup d'œil d'ensemble des hippodromes est loin d'être brillant ; c'est étonnant ce qu'on y coudoie de fripouille et de personnalités louches. Même au pesage, c'est l'image de notre société à facettes et à verrues. Les aventuriers de tout acabit y coudoient la gentry la plus authentique, les clubmen les plus titrés, et la phalange irrésistible des tendresses en vogue, dont les toilettes et les chapeaux rivalisent d'éclat avec l'arc-en-ciel.

Il est même amusant de relever les noms aristocratiques de ces dames : Clémence de Pibrac, Émilienne d'Alençon, Diane de Jade, Suzanne de Morlac, Marcelle de Chevilly, Jane d'Alma, Germaine de Berry, Andrée de Grammont, Mag-le de Hermet, Louisette de Laigle, Marion de Lorme, Jane d'Albion, Marthe de Villermont, Jane de Rouvray, etc.

On ne se douterait guère, en voyant les armoiries des filles de Mme Cardinal, que nous sommes en démocratie ; on croirait plutôt, en lisant les comptes rendus des courses, qu'il s'agit d'une fête donnée à Versailles, sous le roi-soleil. — Tudieu, que de noblesse ! Tout le d'Hozier y passe.

Franchement, ce n'est pas la place des petits et des humbles ; ce n'est pas non plus celle de la plupart des médecins, qui ont besoin de gérer sagement leur patrimoine. Quand même ils ne perdraient pas beaucoup, en n'exposant que de faibles sommes, ce gaspillage sans compensation est aggravé par le discrédit qui attend le délinquant. Les clients finissent par être renseignés sur ses fugues, l'écho des scènes de ménage arrive jusqu'à eux ; les bavardages de la domesticité achèvent de dévoiler la plaie et de dénoncer l'état précaire de la maison. La confiance disparaît peu à peu, tandis qu'un nouveau venu, plus raisonnable, plus stable, fait sa trouée et vous supplante.

Confrères, qui aimez à cartonner ou à courir les steeple-chases, défiez-vous de la dame de pique et du pari mutuel. Vous vous préparez des ennuis mortels, si vous persistez dans votre ruineuse passion.

LA QUEUE AU THÉATRE

Avec l'hiver morose et homicide, qui « sème l'effroi de vivre au seuil des malheureux », les théâtres malsains ont rouvert largement leurs portes et cherchent de nouveau à attirer la foule. L'appât est souvent maigre et peu tentant, mais la bêtise humaine est si grande et l'instinct d'imitation si développé que, chaque soir, près de quarante mille habitants de la Ville-Lumière, les plus civilisés des Français, vont s'entasser dans des boîtes quelconques, où on leur sert de la grosse gaieté, de l'esprit gaulois et des chansons « fin de siècle », déplaisantes stupidités, aussi toxiques et malsaines que les consommations qu'on leur donne par-dessus le marché.

Les plus favorisés de ces fils de Lutèce, les bourgeois ventrus, les parvenus et les viveurs de la rue du Sentier, ont passé préalablement par le bureau de location et n'ont pas besoin, comme le gros public, d'attendre, exposés aux brises nocturnes et les pieds dans la boue, que le bon plaisir d'un contrôleur se décide à les introduire, après une longue attente, dans le paradis de Mahomet.

Que de fois j'ai été pris de pitié pour ces excellents badauds au nez rougi, aux extrémités à la glace, tout comme la littérature scandinave, qui attendent avec tant de mansuétude, malgré vents et marées, l'ouverture des bureaux. Avec quelle abnégation ils supportent la mauvaise organisation des entrées, l'incommodité des salles de spectacles, le despotisme insolent des ouvreuses, les fantaisies et les caprices des divettes. Ce ne sont pas les enfants du Gard et les habitués de la Cannebière qui se montreraient d'aussi bonne composition.

Aussi, je viens plaider leur cause devant vous, au nom de l'hygiène, et appeler l'attention de l'Autorité marâtre sur un état de choses qui est manifestement préjudiciable à la santé de nos concitoyens.

On serait littéralement effrayé si on pouvait faire la statistique des maladies, bénignes ou graves, quelquefois mortelles, qui se contractent chaque soir à la porte des bouibouis dramatiques ou lyriques.

Je ne parle pas, à dessein, de l'influence fâcheuse qu'il y a à laisser si longtemps, en rangs serrés (la voilà, la liberté de la presse!), fillettes, demi-vierges et quadragénaires ayant abusé de tout, même du port de la moustache, jouvenceaux entreprenants et vieux barbons dépravés, car cela regarde M. Bérenger.

S'il ne s'agissait que de quelques coryzas sans importance, de rhumes légers, de névralgies et de douleurs passagères, je ne serais pas intervenu; mais tous les praticiens occupés savent parfaitement que quantité de maladies inflammatoires, de la dernière gravité, n'ont pas d'autre point de départ, surtout lorsque le terrain est mal préparé, qu'elles tombent sur des constitutions déjà minées, ou cachectisées, spécialement chez les personnes âgées, qui sont l'image de la saison : hiver en soi, hiver au dehors, double danger !

Chaque soir, nombre de rues sont obstruées par le piétinement sur place de la foule avide d'entendre et de voir le spectacle en vogue; la circulation en est manifestement gênée et les passants affairés sont obligés d'abandonner la chaussée, de faire un détour, pour ne pas être arrêtés dans leur marche.

C'est un autre inconvénient, qui vaut d'être signalé, au moment où on s'occupe de remédier à l'obstruction des voies de communication. Le préfet de police, M. Lépine, qui est le frère de l'éminent professeur de la Faculté de médecine de Lyon, et qui, à ce titre, ne saurait être indifférent à tout ce qui touche à l'hygiène urbaine, pourrait d'un trait de plume remédier à ces *impedimenta*, en décrétant que dorénavant il sera défendu de stationner devant les théâtres. On attendrait à l'intérieur, lorsque cela serait possible, ou, plus simplement, il suffirait que le bureau fût constamment ouvert et qu'il n'y eût pas de différence entre le prix des places, en location ou autrement. — L'encombrement disparaîtrait du coup, et une seule personne ou deux, dans chaque temple moliéresque, suffiraient pour assurer le service et empêcher des milliers de personnes de se refroidir, et de rentrer malades à leur logis.

Par surcroît, on supprimerait le commerce écœurant des marchands de billets, qui, dès qu'il y a un succès quelque part, exploitent si effrontément le public, en accaparant les billets qu'ils revendent ensuite à un taux usuraire, de concert avec l'administration, ou de compte à demi avec les caissières, qui se font ainsi de gros bénéfices.

Il est vraiment surprenant que le conseil municipal ne soit jamais intervenu pour empêcher ces tripotages, qui s'exercent au détriment de leurs électeurs, au détriment de leur bourse et de leur santé. Je sais bien qu'il a toujours eu un faible pour les marchands de vins, ces empoisonneurs patentés, dont le nombre ne cesse de croître (le flot monte toujours), qui, à un moment donné, peuvent se transformer en agents électoraux influents ; mais la grande masse du peuple, de ce bon peuple de Paris, qu'ils sont censés représenter, et dont ils devraient être les défenseurs, est autrement intéressante et digne de sollicitude qu'une poignée de mastroquets, plus redoutables que les Borgia, que Néron, que Locuste, de tragique mémoire.

De leur côté, si les journalistes n'avaient pas des entrées de faveur, s'ils étaient obligés d'attendre, comme le commun des mortels, sous le porche peu hospitalier des beuglants, il y a longtemps que la réforme que je souhaite aurait abouti. Mais du moment qu'ils n'ont pas à en souffrir, ils passent, indifférents et hautains, au milieu des flots pressés, assurés d'avance d'égards exceptionnels, puisqu'ils paient leur écot par un écho. On m'a même dit, dans une agence de la place de l'Opéra, qu'ils étaient les premiers à trafiquer des places qu'on leur offrait à titre gracieux, ou qu'ils savaient bien réclamer au besoin, et que leur intérêt mercantile répondait de leur silence.

S'il en est ainsi, si les êtres caducs et mineurs qui pullulent dans notre capitale ne peuvent plus compter sur leurs soutiens naturels, j'ai pensé que les médecins qui sont toujours disposés à se sacrifier, lorsqu'une question d'humanité est en cause, seraient plus généreux, et m'aideraient à organiser une campagne efficace contre des habitudes déplorables, qui n'ont que trop longtemps duré.

J'ai parlé de sacrifice, et, en effet, les médecins agiront contre leur propre intérêt, en cherchant à soustraire les amateurs de spectacles aux courants d'air, aux refroidissements, et le reste. — Ils y perdront certainement des clients et des honoraires importants, dont la plupart ont cependant grand besoin, la situation professionnelle devenant de plus en plus précaire, par suite de la concurrence, de l'amoindrissement des fortunes, et d'une foule d'autres causes sociales, qui, je le crains bien, ne peuvent que s'aggraver.

Les progrès de l'hygiène ne sont pas étrangers non plus à ce malaise, insoupçonné des Sociétés mutualistes, qui se montrent de plus en plus exigeantes.

Vous travaillerez donc encore une fois contre vous, en prenant votre part du souci sanitaire, que je viens de vous signaler ; mais cette considération pratique n'est pas faite, je le sais, pour vous arrêter dans la voie du bien et vous aurez mérité une fois de plus l'estime de votre conscience, à défaut de la reconnaissance d'autrui, dont il faut décidément apprendre à se passer.

L'AVENIR DE LA SCIENCE

Il s'agit du beau livre de Renan, le péripaté-
ticien de Tréguier, qui a poussé si loin le prestige du bien dire. Son règne intellectuel est
loin d'être fini avec lui et le tintement des
cloches de la ville d'Is continuera à charmer les
oreilles des érudits et des délicats. En ce qui
nous concerne, nous ne pouvons qu'être charmés de le voir se poser en défenseur convaincu
des *propositions* suivantes :

L'avenir de l'humanité est dans le progrès de
la raison par la science. La poursuite de la
vérité par la science est l'idéal divin que
l'homme doit se proposer. Tout est illusion et
vanité, sauf le trésor de vérités scientifiques
lentement acquises et qui ne se perdront plus
jamais. Augmentées par la suite, elles donne-
ront à l'homme un pouvoir incalculable et la
sérénité, sinon la félicité.

Dans son dernier volume, *Paris*, Émile
Zola fait dire à un de ses personnages, membre

de l'Institut : « Un pas de la science avance plus l'humanité vers la cité de justice et de vérité, que cent ans de politique et de révolte sociale. Elle seule fait de la lumière et du bonheur. »

Oui, c'est l'évolution scientifique qui renouvellera le monde, qui mettra fin « aux incohérences chaotiques de l'humanité en marche. »

Il y a lieu de se réjouir en songeant que ces doctrines tendent à gagner de plus en plus du terrain et commencent à pénétrer dans les masses irréfléchies. Le savoir, même rudimentaire, le seul accessible à la masse, a plus d'avantages que d'inconvénients ; il faut être bien pessimiste ou de bien mauvaise foi pour n'y voir qu'un moyen de mettre le formulaire des explosifs à la portée de tous.

Il est impossible de ne pas être frappé par l'envergure et la force de l'arbre scientifique, par sa vitalité toujours croissante et son adaptation de plus en plus intime à nos besoins. Qu'importe qu'il y ait quelques branches mal venues et des brindilles desséchées, dans la ramure ; le tronc est vigoureux et indéracinable, voilà l'essentiel.

— C'est à son ombre que viendront se reposer tôt ou tard tous ceux qui s'abandonnent au découragement, à la lassitude, qui crient à l'émiettement, à la décadence, aussi bien les grands philosophes, conducteurs des foules, que le peuple lui-même, si disposé à maudire et à se plaindre.

En communiant avec l'esprit robuste et optimiste de notre auteur, on finit, comme lui, par se réconcilier avec la réalité ; on se résigne à un état de la création « où beaucoup de mal sert de condition à un peu de bien, où une imperceptible quantité d'arome s'extrait d'un énorme *caput mortuum* de matière gâchée ».

Contrairement aux vendeurs de panacées, le philosophe n'exagère pas la valeur de son remède : « La science, dit-il, préserve de l'erreur, plutôt qu'elle ne donne la vérité ; mais c'est déjà quelque chose d'être sûr de n'être pas dupe. »

D'après lui, le premier pas de celui qui veut se donner à la sagesse, comme disait la respectable antiquité, est de faire deux parts de sa vie : l'une, vulgaire et n'ayant rien de sacré, se résumant en des besoins et des jouissances d'un ordre inférieur (vie matérielle, plaisir, fortune, etc.) ; l'autre que l'on peut appeler idéale, céleste, divine, désintéressée, ayant pour objet les formes pures de la vérité, de la beauté, de la bonté morale.

Ceci vaut d'être rappelé à nos confrères qui se laissent déborder par les petitesses professionnelles, alors que « vivre de la vie de l'esprit, aspirer l'infini par tous les pores, réaliser le beau, atteindre le parfait, chacun suivant sa mesure, c'est la seule chose nécessaire. »

Tout le reste n'est-il pas en effet vanité et affliction d'esprit? Selon le conseil de Renan, il faut espérer, marcher toujours et mépriser les objections des sceptiques. Qu'ils plaisantent à leur aise sur les prudentes hésitations et les fluctuations de la science moderne. — Cette réserve est encore préférable aux tranchantes affirmations de la science dogmatique d'autrefois, laquelle n'était jamais embarrassée!

Le dogme à faire prévaloir aujourd'hui, « c'est que la raison a pour mission de réformer la société, c'est qu'il n'est point attentoire à la Providence d'entreprendre de corriger son œuvre par des efforts réfléchis. L'optimisme serait une erreur, si l'homme n'était point perfectible, s'il ne lui était donné d'améliorer par la science l'ordre établi. »

Rien ne saurait affaiblir sa robuste confiance en un avenir meilleur, car il croit profondément à la sainteté de l'œuvre des temps modernes ; il croit à l'humanité, à ses divines destinées, à la dignité de l'homme, à la bonté de sa nature, à la rectitude de son cœur, au droit qu'il a d'arriver au parfait.

Comme ce rationalisme sans morgue, qui fait la part des choses du cœur et de l'imagination, est plus consolant que la philosophie positive d'Auguste Comte, ou la critique irréligieuse de Proudhon !

Il devient tout particulièrement rassurant et d'actualité, lorsqu'il affirme qu'il n'y a pas de décadence, au point de vue de l'humanité : « Décadence est un mot qu'il faut définitivement bannir de la philosophie de l'histoire. — Il n'a de sens qu'au point de vue étroit de la politique et des nationalités, non au grand et large point de vue de l'œuvre humanitaire. »

Nous ne demandons pas mieux que de croire qu'il y a des réserves de forces vives, qui suppléeront prochainement aux défaillances de l'heure présente ; mais, malgré notre confiance en un lendemain réparateur, nous avons bien acquis le droit de trouver que l'aube en tarde fort à luire.

Puisque les ressorts de l'humanité ne s'usent pas, que ses puissances n'en résident pas moins au fond de son être, puissent-elles se réveiller bientôt « pour étonner de leur fière originalité et de leur indomptable énergie leurs timides apologistes et leurs insolents contempteurs ».

Il devient dès lors évident qu'il y aura eu de l'avantage à passer sur cette planète le plus tard possible : Heureux les jeunes !....

Renan est très affirmatif dans ses espérances : « Oui, il viendra un jour où l'humanité ne croira plus, mais où elle saura ; un jour où elle saura le monde métaphysique et moral, comme elle sait déjà le monde physique ; un jour où le gouvernement de l'humanité ne sera plus livré au hasard et à l'intrigue, mais à la discussion rationnelle du meilleur et des moyens les plus efficaces de l'atteindre. La science n'aura détruit les rêves du passé que pour mettre à leur place une réalité mille fois supérieure..... Nous avons détruit le paradis et l'enfer. Avons-nous bien fait? Avons-nous mal fait? Je ne sais. Ce qu'il y a de sûr, c'est que la chose est faite. On ne replante pas un paradis, on ne rallume pas un enfer. Il ne faut pas rester en chemin. Il faut faire descendre le paradis ici-bas pour tous. Or, le paradis sera ici-bas, quand tous auront part à la lumière, à la perfection, à la beauté, et par là au bonheur. »

Je me contenterai de ces quelques citations pour donner à mes lecteurs une idée de cet ouvrage si substantiel, si consolant, qui m'a aidé à supporter les froides journées du mois de février.

Leur auteur a bien raison de dire qu'il y a dans le culte pur des facultés humaines et des objets divins qu'elles atteignent une religion tout aussi suave, tout aussi riche en délices que les cultes les plus vénérables. — Il a dû éprouver à leur summum ces joies intérieures, puisque son seul contact, sous forme de lecture, suffit pour secouer la torpeur ambiante, pour relever les plus abattus, en leur donnant pour objectif la contemplation du beau et la recherche passionnée du vrai.

Puissions-nous, à notre tour, arriver à cette

paix infinie qu'il a su trouver dans ce grand
océan pacifique, où, selon sa propre expression,
on n'a d'autre étoile que la raison, ni d'autre
boussole que son cœur.

Malgré les déclamations apprêtées de tous les
Brunetière présents et futurs, la science ne saurait subir d'éclipse ; elle continuera à travailler
au bonheur de l'humanité, à rendre la vie de
moins en moins douloureuse, le monde de plus
en plus habitable. — Je n'en veux pour preuve
que la consolante attestation de l'auteur de *Paris*,
sur l'esprit très clair, très net et très ferme,
passionné de certitude, de l'élite de la jeunesse
contemporaine, celle des écoles, des laboratoires
et des bibliothèques : « C'est cette jeunesse-là
qui travaille, qui apportera demain, et non la
prétendue jeunesse des cénacles, des mani-
festes, des extravagances. Naturellement celle-
ci fait beaucoup de tapage, on n'entend qu'elle.
Mais si vous saviez l'effort continu, la passion
des autres, de ceux qui se taisent, enfermés
dans leur tâche ! — Et de ceux-là, j'en connais
beaucoup, ils sont avec le siècle, ils n'en ont
rejeté aucun des espoirs, ils marchent au siècle
prochain, résolus à poursuivre la besogne de

leurs devanciers, toujours vers plus de lumière, vers plus d'équité. — Allez leur parler, à ceux-là, de la banqueroute de la science ; ils haussent les épaules, car ils savent bien que jamais la science n'a enflammé plus de cœurs, ni fait plus de prodigieuses conquêtes. »

Je ne saurais mieux terminer que par la constatation de ce généreux effort, destiné à illuminer l'avenir d'une belle flambée de vérité et de progrès !

LES MÉDECINS ET LE THÉÂTRE
MODERNE

J'avais l'intention de consacrer une causerie à ce sujet, lorsque j'ai eu l'occasion de lire un article fort intéressant et excitateur de pensées de M. Émile Michelet, intitulé : *Le médecin sur la scène*. En voici un extrait qui vous plaira certainement :

« Les auteurs dramatiques modernes ont très souvent mis à la scène le médecin, mais non plus, comme Molière et les auteurs comiques des XVIIe et XVIIIe siècles, pour les caricaturer. Je ne dis pas que nos vaudevillistes, pour qui, comme pour le sapeur de la chanson, rien n'est sacré, n'aient pas caricaturé le médecin moderne. Mais aucun ne l'a fait avec une verve suffisante pour créer un type qui reste parmi les personnages légendaires, comme Purgon ou Diafoirus[1].

1. Dans un de ses articles, Francisque Sarcey déclare qu'il ne connaît en notre siècle qu'une pièce où, en reprenant la tradition de Molière, on ait essayé de railler les ridicules de la médecine et de ceux qui l'exercent. C'est

« Nos auteurs dramatiques modernes ont envisagé le médecin comme l'un des hommes qui sont le mieux placé pour connaître l'humanité. Avec le confesseur et le journaliste, le médecin est l'homme qui connaît le plus de secrets et qui surprend l'humanité dans les mystères de ses plus intimes fonctionnements.

« Il est le confident silencieux de ses détresses et de ses angoisses, de ses noblesses et de ses vilenies. Aussi, comme il faut bien remplacer, au théâtre, l'antique et suranné confident de tragédie, les écrivains dramatiques ont-ils souvent eu recours au médecin pour lui donner le rôle du chœur antique, qui constatait l'acharnement de la fatalité contre la faiblesse des hommes. Les noms changent, les apparences

une comédie, ou plutôt un grand vaudeville en cinq actes. *Les Médecins*, de MM. Brisebarre et Nuss, qui fut joué aux Variétés, il y a trente-deux ans. « L'œuvre amusa le premier jour, dit toujours Sarcey, mais le succès n'en fut pas très long... On se souvient surtout de ce trait, resté légendaire : à la quatrième représentation, un mauvais plaisant eut la folle idée de crier d'une voix éperdue : « Une femme qui se trouve mal ! Un médecin ! Un médecin ! » A ce mot, on vit tout l'orchestre et le balcon se lever comme un seul homme. Le public était composé en grande partie de médecins qui avaient tenu à voir comment on les drapait en cette satire. »

varient ; le fond des choses est invariablement le même. Eschyle et Sophocle faisaient chanter, au chœur, la colère du Destin déchirant la postérité des Atrides. Aujourd'hui, par exemple, dans les *Revenants*, Ibsen fait constater par un médecin la fatalité physiologique, l'inéluctable et terrible loi de l'hérédité châtiant dans les fils les péchés des pères.

« C'est pourquoi si souvent, sur la scène, apparaît le médecin, porteur d'espérance ou enregistreur de désespoir, depuis celui qui suit les pas somnambuliques de lady Macbeth, jusqu'à ceux qui s'inquiètent, aujourd'hui, de nos actuelles misères. »

Après un aussi charmant préambule, qu'il me soit permis d'évoquer le souvenir de quelques physionomies sympathiques, qui ont été exposées aux feux de la rampe. — Une des plus connues est celle du docteur Tholozan, le principal personnage de *Nos intimes*, un des grands succès de Victorien Sardou. — Il parvient à s'imposer à tout le monde par sa droiture, même à M. Caussade, un mari prévenu qui ne veut pas l'admettre dans sa famille et dont il sauvegarde l'honneur matrimonial, sans que cette ganache ait conscience du danger cornu auquel il vient d'être exposé. — Il fustige les travers égoïstes des invités, empêche son ami d'enfance d'abuser de l'hospitalité qui lui est offerte. Toujours sur la brèche, il marche sans hésitation sur toutes les vilenies qu'il entrevoit ; c'est vraiment le génie du bien, malgré ses dehors sceptiques et ses railleries incessantes. Il serait à désirer que bien des familles eussent à leurs trousses un pareil confident, un réformateur aussi dévoué, aussi spirituel.

Dans le théâtre d'Alexandre Dumas, Rémonin, qui a mis au monde Catherine de Septmonts (rôle de Croizette), dans l'*Étrangère*, a beaucoup de rapport avec son prédécesseur. — C'est un vieux garçon qui, comme observateur, prétend avoir le droit de tout voir et de s'intéresser à tout. — Il se pose en défenseur des roturiers, qui ont le culte de l'honneur, contre les nobles, qui ont l'amour de l'argent. — Comme Mme de Rumières, il n'a rien à reprocher à sa vie et assiste à celle des autres, en s'y intéressant quelquefois, tout comme les abonnés de l'Opéra, qui savent par cœur tout le répertoire, mais qui écoutent toujours certains morceaux avec plaisir et encouragent les débutants.

C'est ce même Rémonin qui explique ainsi comment il se trouve tant de mariages malheureux, malgré la quantité d'amour qu'il y a sur la terre. « L'amour, dit-il, fait partie de l'évolution naturelle de l'être; il se produit à un certain âge, indépendamment de toute volonté et sans objet déterminé. On éprouve le besoin d'aimer avant d'aimer quelqu'un. C'est par là que l'amour appartient à la physique, qui traite des propriétés existant à l'intérieur des êtres ; tandis que le mariage est une combinaison sociale qui rentre dans la chimie, puisque celle-ci traite de l'action des corps les uns sur les autres et des phénomènes qui en résultent. Les grands législateurs, les grands religieux, les grands philosophes qui ont institué le mariage sur la base de l'amour, ont donc purement et simplement fait de la physique et de la chimie, et de la plus belle et de la plus haute, dans le but d'en extraire la famille, la morale, le travail, et, par conséquent, le bonheur des hommes, qui est contenu dans ces trois produits. Tant que vous vous conformez à cette donnée première et que vous choisissez deux éléments propres à la combinaison, cela va tout seul ; l'expérience se fait et le résultat s'obtient ; mais si vous êtes assez ignorant ou assez maladroit pour vouloir combiner deux éléments réfractaires, au lieu d'obtenir des fusions, vous ne constaterez que des inerties, et les deux éléments restent éternellement en face l'un de l'autre sans pouvoir s'unir jamais. — Dans l'ordre humain, comme il y a en plus l'âme, c'est-à-dire l'intermédiaire entre Dieu et l'homme, Dieu punit l'homme qui dédaigne et écarte son intermédiaire ; alors il n'y a plus seulement inertie, il y a choc : de là, ces explosions, des catastrophes, des accidents, des drames. ».

Un peu plus loin, il émet sa théorie contre les vibrions, chargés de corrompre, de dissoudre et de détruire les parties saines des corps. Ce sont les ouvriers de la mort : « Eh bien ! les sociétés sont des corps comme les autres, qui se décomposent en certaines parties, à de certains moments, et qui produisent des vibrions à forme humaine, qu'on prend pour des êtres, mais qui n'en sont pas, et qui font inconsciemment tout ce qu'ils peuvent pour corrompre, dissoudre et détruire le reste du corps social. Heureusement, la nature ne veut pas la mort, mais la vie. Elle fait donc résistance à ces agents de la destruction, et elle retourne contre eux les principes morbides qu'ils contiennent. C'est alors qu'on voit le vibrion humain, un soir qu'il a trop bu, prendre sa fenêtre pour sa porte, et se casser ce qui lui servait de tête sur le pavé de la rue ; ou, si le jeu le ruine, ou que sa vibrionne le trompe, se tirer un coup de pistolet dans ce qu'il croit être son cœur, ou venir se heurter contre un vibrion plus fort et plus gros que lui, qui l'arrête et le supprime. — Les gens distraits ne voient là qu'un fait ; les gens attentifs voient là une loi. On entend alors un tout petit bruit... quelque chose qui fait hu... u... u... C'est ce qu'on avait pris pour l'âme du vibrion qui s'envole dans l'air... pas très haut. M. le duc se meurt, M. le duc est mort. Allons, bonsoir ! »

Ce fou de Rémonin, en nous forçant à regarder dans son creuset pour nous montrer comment les éléments se comportent, nous a pris tout notre temps. — Je ne vais plus avoir maintenant de place pour vous parler de son parent, le docteur Servans. Je ne puis vous dire qu'en quelques lignes qu'il était aimé et vénéré de tous, car jamais, à quelque heure du jour ou de la nuit, il n'avait refusé le secours qu'on réclamait de lui. Le pauvre, quand il était malade, pouvait l'envoyer chercher sans crainte, et le docteur, non seulement le soignait dans sa maladie, mais l'aidait dans sa misère. De sorte que, si de temps en temps il n'avait eu quelque riche client qui payât pour tous, le bon homme eût couru grand risque de manger la petite fortune qu'il avait, et d'en arriver un jour à n'avoir plus lui-même de quoi se soigner, lorsqu'à son tour il tomberait malade. Avec ses revenus fort restreints, le cher homme se trouvait souvent limité dans ses bonnes actions ; mais ce n'était pas seulement un médecin, c'était encore un observateur, un philosophe, et, à ce point de vue, il avait guéri bien des esprits malheureux, sauvé bien des âmes entraînées, pansé enfin beaucoup de ces blessures qui ne saignent pas au dehors, qui n'ont de traces que dans un pli du front et qui rongent le cœur de ceux qui les ont reçues.

Dans l'*Ennemi du peuple*, de Henrik Ibsen, le protagoniste de la pièce est le docteur Stochmann. C'est un honnête homme, dont la probité et le désir de faire le bien heurtent les intérêts de son entourage ; c'est une nature généreuse, fièrement passionnée, en qui vibrent l'indignation et la révolte ; il succombe dans la lutte entreprise, victime de sa droiture et de son intégrité.

Le mari de la *Dame de la mer*, du même auteur, est encore un médecin d'une grande droiture, brave et honnête de cœur, mais annihilé par le respect des convenances routinières.

Dans une autre pièce du théâtre norwégien, *Le Père*, par Jules Strindberg, figure un type de brave homme de docteur, pavé, comme l'enfer, de bonnes intentions, mais qui est impitoyablement roulé par une astucieuse coquine.

Qui de nous ne l'a pas été peu ou prou par ses clientes ?

Parmi les types de médecins consacrés par la littérature, je me contenterai, en terminant, de rappeler les suivants :

1° La noble figure d'Horace Bianchon, l'un des héros de Balzac, dont j'ai jadis résumé les hauts faits, ici même, comme un exemple et un encouragement pour les médecins de campagne.

2° Le docteur Tarty, une sorte de bourru bienfaisant, d'excentrique, d'original, dont Barbey d'Aurevilly a buriné le type dans les *Diaboliques*.

3° Le Triboulat Bonhomet, crayonné par Villiers de l'Isle-Adam, est une caricature de la fausse science ; elle n'est par pour nous déplaire, puisque nous sommes les premiers à jeter par-dessus bord les faux frères et les faux prophètes en Israël.

4° Le médecin négateur et morose des *Hermies*, de Hüysmams, et même le docteur Pascal, de Zola, lequel ne sait être ni un savant, ni un homme, donnent une idée moins haute de la profession.

La Doctoresse, jouée jadis au Gymnase, et *Ma femme est docteur*, qui servait de lever de rideau à *Monsieur le Directeur*, au mois de février 1895, montrent les inconvénients de l'exercice de la médecine par la femme.

Le rôle du médecin dans la *Traviata* est trop secondaire, et celui du docteur Miracle, dans les *Contes d'Hoffmann*, trop fantastique pour qu'il y ait lieu d'en faire plus qu'une simple mention. Bartholo est vraiment bien maltraité par Rosine et par ce fripon de Figaro. Il a beau répéter sur tous les tons : « Pensez-vous qu'il soit bien facile de tromper un docteur tel que moi, » son courroux n'a pas le don d'émouvoir sa belle pupille, et il est berné jusqu'au bout, sans inspirer de pitié.

Faust a précédé Brown-Séquard, et son secret a encore plus d'efficacité que les injections organiques. Il est bien fâcheux qu'on ait perdu la recette du fameux élixir qu'il boit pour se rajeunir et qui lui réussit si prestement, pour le malheur de la vertueuse Marguerite. Ah ! ce n'est pas long, et la sœur de Valentin ne tarde pas à connaître la maternité. — Quelle fortune pour celui qui pourrait formuler exactement ce breuvage mirifique !

Qui n'a chantonné les couplets de la *Mule du docteur*, de l'*Ombre*? L'*Amour médecin*, de Poise, fait une cure que les procédés habituels de la thérapeutique seraient incapables de réaliser.

. . . .

J'arrive au bout de mon article, n'ayant pu qu'effleurer mon sujet et n'ayant pas parlé à dessein de la pièce de M. Auguste Arnauld, le *Danger*, représentée à l'Odéon, ni de l'*Évasion*, de M. Brieux, donnée au Théâtre-Français, où les auteurs ont eu le mauvais goût de rééditer des épigrammes surannées. — Ce court aperçu suffira, cependant, pour donner une idée de l'importance du rôle que le médecin joue dans la société. — Il y fait généralement beaucoup de bien ; c'est ce que j'aurais voulu démontrer plus péremptoirement, mais, heureusement, la preuve est faite depuis longtemps !

QUESTION DE..... CABINET

Quoique les préoccupations d'esthétique soient bien indifférentes au plus grand nombre de nos confrères, surtout ceux qui habitent les bourgades les plus sauvages de la province, sorte de désert intellectuel, j'ai pensé qu'il pourrait y avoir cependant quelque intérêt à stimuler chez eux le souci artistique, en ce qui concerne leur installation et surtout le décor, l'allure de leur cabinet de consultations, de ce sanctuaire où ils pontifient, où ils reçoivent les confidences les plus intimes et donnent des conseils de tout ordre, pouvant avoir une influence énorme, non seulement sur la santé, mais sur le repos et la réputation de leurs clients.

Évidemment il y a des catégories bien différentes à établir; il n'y aurait même rien à dire si le luxe d'un chacun était proportionné à ses ressources; mais il y a des médecins qui, tout en ayant les moyens d'agir convenablement, se négligent absolument au point de vue de leur

tenue extérieure, aussi bien qu'au point de vue
de l'ordre et de l'harmonie de leur intérieur.

Ils serviraient certainement notre profession et
accroîtraient leur sphère d'action, en étant plus
soigneux, plus organisateurs. Il est possible que
des paysans grossiers ne soient pas choqués, en
entrant dans certains taudis, comme j'en ai vu,
où tout est pêle-mêle, paperasses et journaux
scientifiques, livres, registres, objets de toilette
et ustensiles culinaires, au point que leur propriétaire ne sait plus rien retrouver, notes ou
bistouris ; mais des clients d'une certaine éducation ne peuvent qu'être fâcheusement impres-
sionnés par ce fouillis, par cette incurie.

Les médecins qui ne savent plus où perchent
les instruments de la profession, dont les livres
et les meubles sont couverts de poussière, ne
peuvent inspirer de confiance ; ils sont même
redoutés ; on craint qu'ils ne fassent quelqu'oubli,
qu'ils ne commettent quelque négligence, au
détriment des malades, qu'ils n'apportent avec
eux des germes suspects en ne tenant pas compte
des préceptes aseptiques, consacrés victorieusement par l'expérience.

Ils sont les premières victimes de leur négligence et ils feraient mieux de le reconnaître, de nettoyer l'écurie d'Augias, au lieu d'accuser leur concurrent plus heureux d'employer des moyens peu avouables pour accaparer la clientèle. — Il est passé le temps où Mauriceau pouvait écrire ce qui suit : « Il y a des gens qui disent qu'un chirurgien qui veut pratiquer les accouchements doit être malpropre, ou, à tout le moins, fort négligé, se laissant venir une longue barbe sale, afin de ne donner aucune jalousie aux maris des femmes qui l'envoient quérir pour les secourir. A la vérité, on en voit qui croient que cette politique leur peut faire donner beaucoup de pratiques ; mais qu'ils s'en désabusent, car une semblable mise ressemble plutôt à un boucher qu'à un chirurgien, dont les femmes ont déjà assez de peur sans qu'il se déguise ainsi. »

Aujourd'hui, le public mieux éclairé estime que la peur des taches dans l'ordre physique doit aller de pair, dans une certaine mesure, avec la peur des souillures d'ordre moral. A mérite égal, entre deux médecins, ses prédilections iront toujours de préférence vers celui qui a le plus de souci de sa personne, de l'harmonie de son *home*, qui a l'air de se respecter davantage. — Il peut se tromper quelquefois; mais peut-être moins souvent qu'on ne pourrait le croire.

Comment voulez-vous qu'on ait des égards, de la déférence pour vous, si, le premier, vous vous abandonnez, vous vous laissez aller à la dérive, sans souci de vous distinguer des demi-brutes qui vous entourent?

Il ne s'agit pas, bien entendu, de le faire à la pose; je ne vous conseille pas de devenir un efféminé, un raffiné sacrifiant tout à la parade, à la mise en scène, à l'exhibition. — Je n'hésite pas à blâmer la manie de luxe exagéré, la soif de paraître, d'étaler des oripeaux par ostentation, à laquelle tant de débutants sacrifient d'une façon exagérée. — Ils se figurent qu'en prodiguant autour d'eux les bibelots et les tentures de prix, les meubles de style, les bronzes et les marbres, ils pourront en imposer davantage à leurs clients et réclamer des honoraires plus élevés.

Ce calcul a sa raison d'être et peut se défendre, par ce temps de brocanteurs et de collectionneurs; mais il convient de garder la mesure et de ne pas tomber dans l'excès opposé à celui que je condamne, à moins d'avoir une grosse fortune.

La simplicité d'aménagement, pour le médecin de campagne, doit être compensée par une propreté méticuleuse : le programme est à la portée de toutes les bonnes volontés. Une maisonnette blanche, bien orientée, à l'abri des regards indiscrets, avec un jardinet réunissant l'utile et l'agréable, c'est-à-dire des fleurs et des fruits, représente l'essentiel. Animez tout cela par de la vie, par des rires de bambins, messagers de joie, par des volières ; réservez une place bien aménagée aux animaux domestiques, et vous serez bien près d'avoir réalisé le rêve rustique du plus grand nombre des citadins. — J'en tiens pour le vieux pigeonnier recouvert de lierre et de glycines, pour les bonnes tonnelles d'autrefois remplies de nids bavards, pour le bouquet d'arbres, tilleuls ou marronniers, sous lesquels les enfants aux tendresses rajeunissantes jouent en compagnie du chat familier et où on peut dîner, par les soirées d'été, après les journées brûlantes de la canicule.

Un pareil cadre, quelque modeste qu'il soit, où êtres et choses semblent vous sourire, dès qu'on les approche, ne peut que produire une impression réconfortante et sympathique.

Qu'un malade, nouveau venu peut-être un peu méfiant, après avoir traversé votre petit domaine, où tout respire la paix, la sérénité, pénètre ensuite dans un cabinet lumineux, bien ciré, aux meubles reluisants, il ne tardera pas à être conquis, à se sentir à l'aise, à vous accorder toute sa confiance. Vous y gagnerez en prestige, vos conseils seront plus facilement acceptés, mieux suivis, et vous aurez moins de déceptions thérapeutiques à enregistrer.

Un certain nombre de médecins sont maires de leur commune. Si l'hygiène de leur maison n'est pas irréprochable, comment pourront-ils exiger que leurs concitoyens se soumettent aux arrêtés municipaux, pour tout ce qui concerne les boues et immondices, le balayage, l'arrosage et le bon entretien des rues ?

Le Midi laisse singulièrement à désirer, à ce point de vue ; au lieu d'utiliser les ordures ménagères, de les dissimuler, on les jette à tort et à travers, sur le seuil des demeures ; des odeurs pestilentielles s'en dégagent et diverses maladies peuvent en dériver. — On ferait bien d'imiter les habitants du Nord, en particulier les Belges et les Hollandais, car propreté, santé et longévité marchent de pair.

On raconte que Fourrier fut surtout incité à ses théories et à ses systèmes, parce que, dans son enfance, il avait été témoin de la rapacité mercantile de ses proches. Voulant se montrer supérieur à son entourage et plus équitable, il conçut tout un programme destiné à réparer dans la mesure du possible certaines iniquités sociales.

C'est ainsi que nombre de jeunes gens, choqués des travers de leurs parents, ont, par réaction, par une sorte de protestation inconsciente, qui est tout à leur honneur, des goûts différents, des aspirations absolument opposées. D'où le dicton bien connu, pour ne citer qu'un exemple : « A père avare, fils prodigue. »

Sous l'influence d'un sentiment analogue, au moment où l'hygiène fait tant de progrès, le médecin de campagne, sinon par goût, du moins par devoir, devrait avoir à cœur de se distinguer des populations illettrées, au milieu desquelles il vit, et qui se montrent encore si réfractaires aux réformes et aux enseignements qu'exige la santé publique. Il ne parviendra pas à les convaincre, à modifier leurs goûts, s'il n'est pas à la tête du mouvement, si, nouveau Pierre l'Ermite, il ne conquiert par la parole et par ses actes des adeptes à la croisade féconde, qui est destinée à régénérer notre chère France et l'aidera à reconquérir son ancienne suprématie.

DE L'IMPORTANCE SOCIALE DES VILLES D'EAUX

DÉFENSE DES MÉDECINS AQUATIQUES

Il y aurait fort à dire sur un pareil sujet; aussi je me contenterai simplement de l'effleurer, à un point de vue particulier, en me basant sur les recherches d'un financier expérimenté, M. Bonnard, lequel a récemment publié une brochure curieuse, où il met en relief l'heureuse influence des stations thermales, hivernales et balnéaires sur le budget de la France.

Après avoir tout d'abord établi que le chiffre de nos importations est bien supérieur au chiffre des exportations, en d'autres termes que l'industrie et le commerce français achètent plus qu'ils ne vendent, il prouve que la ruine serait le résultat final et inéluctable de cet état de choses, s'il n'existait un heureux et puissant correctif.

Ce correctif, c'est le contingent fourni aux

recettes budgétaires par toutes les villes qui, vivant de l'étranger, l'attirent chez elles et lui font dépenser son argent de cent manières différentes.

La statistique nous apprend que, pendant ces dix dernières années, la balance du commerce extérieur de la France accuse une différence à notre préjudice de près de dix milliards.

Cet écart considérable a été comblé, même avec profit, toujours d'après M. Bonnard, par l'importation d'or nécessitée par le séjour des malades dans les diverses stations aquatiques, qui se partagent leur clientèle.

Pour prouver qu'il ne s'agit pas là d'un paradoxe, et après avoir fait la part de nos revenus, du fait de nos prêts aux États voisins, je me contenterai de rappeler qu'à la suite de lord Brougham, fuyant les brumes de l'Angleterre, ses compatriotes se sont fixés en grand nombre sur le boulevard de la Croisette, à Cannes, et y ont dépensé des centaines de millions, en moins de quarante ans.

Tout ce que l'aristocratie du monde entier possède de plus éminent, de plus notable, se donne rendez-vous, chaque hiver, à Monte-Carlo, à Nice, à Menton, à Saint-Raphaël ; c'est cette colonie cosmopolite qui a fait la fortune de toute la côte méditerranéenne. — Les châteaux, les villas, les cottages, les constructions de tous styles ont surgi comme par enchantement, tout comme les plantes rares qui les entourent. — Monaco à lui seul a coûté des sommes folles, et, continuellement, des fortunes immenses y sont englouties, pour être ensuite réparties, de là, sur tout le reste de la France. — Jetons les yeux d'un autre côté, sur les bains de mer, par exemple : Boulogne n'est-il pas une sorte de succursale de la Grande-Bretagne ? — Il en est presque de même pour Calais, Fécamp, Étretat, Trouville, Dieppe, Paramé, Saint-Malo, Dinard.

Biarritz attire principalement les grands personnages de la Russie et la plage des Basques s'est couverte en peu de temps de villas somptueuses et d'hôtels aux allures monumentales.

Partout, nous trouvons des insulaires qui viennent dépenser sur le sol français les millions nécessaires à la balance de notre commerce extérieur. Ils affluent et ils affluaient encore plus autrefois à Aix, Vichy, Cauterets, Luchon, Saint-

Sauveur, Royat, Chatelguyon, La Bourboule, Contrexeville, Allevard, Uriage, etc., etc.

Ce sont ces villes d'eau, ces colonies du dedans, qui donnent le contingent le plus élevé de visiteurs et qui sont, par suite, la cause des plus importants revenus. Les Américains, les Brésiliens, les Russes, les Suédois, qui se sont déplacés pour raison de santé, profitent ensuite de leur voyage pour visiter Paris, Lyon et nos principaux centres industriels. Ils font des acquisitions, des achats variés, y posent les bases de relations commerciales pour l'avenir, s'habituent plus ou moins à notre mouvement intellectuel, lequel nous rehausse certainement et ne peut que contribuer à développer notre rayon d'influence morale.

Les Allemands le savent bien et c'est pour cela qu'ils cherchent à nous supplanter, depuis que notre prestige s'est amoindri. Ils ne négligent rien pour embellir leurs villes d'eaux et y attirer les touristes ; ils atténuent même leur raideur traditionnelle et leur antique pruderie, pour mieux atteindre ce but. La folie qui s'est habituée au bruit des bottes et des sabres ne craint plus d'agiter ses joyeux grelots dans les salons luxueux de la Germanie triomphante.

Ce serait une naïveté de croire que nos adversaires sont restés des barbares, indifférents aux choses artistiques. Au mois d'octobre dernier, j'ai visité une petite portion de la Prusse et j'ai été stupéfait de voir qu'ils étaient au courant des moindres progrès et que leurs principales villes pouvaient rivaliser par leur tenue et leurs attraits avec les plus vantées.

C'est une leçon qui ne devrait pas être perdue par nos gouvernants :

« Si le Parlement, si nos ministres étaient mieux renseignés sur le rôle patriotique et national que jouent, souvent à leur insu, les *Stations* dont nous venons de parler, ils ne pourraient moins faire que de leur accorder une protection efficace, en facilitant leur développement.

On décerne bien des primes à l'exportation pour permettre à certains produits de lutter contre leurs congénères étrangers; pourquoi n'accorderait-on pas quelques avantages aux villes qui contribuent à développer la richesse nationale ? »

Dujardin-Beaumetz a expliqué, dans le *Bulletin de Thérapeutique* (15 juillet 1894), comment les médecins allemands, répandus par suite de l'état pléthorique de la métropole sur tous les points de l'univers, usent de concert de leur influence pour envoyer leurs malades à Carslbad, au lieu de les expédier en France, à des sources similaires ou même plus efficaces. — Ils les munissent d'instructions précises et leur font la leçon, pour qu'ils ne soient pas détournés de leur direction, durant leur voyage. — Pourquoi les médecins français ne sont-ils pas aussi patriotes que nos voisins ? — Il serait pourtant bien facile à la plupart de nos maîtres d'enrayer le mouvement de désertion qui tend à s'accentuer, au détriment de notre prospérité. — N'avons-nous pas été assez dupés et sommes-nous encore destinés à tomber dans les errements anciens ?

Il serait temps de songer à notre pauvre France, au lieu de continuer à faire des ingrats qui se retourneront contre elle, dès qu'ils se sentiront assez forts pour faire montre de leur indépendance.

Le règne de la chevalerie est passé ; on peut le regretter, mais il a carrément fait place à l'intérêt froid et sec. — Je l'ai écrit jadis et j'ai profité avec empressement de la publication du travail d'un de mes concitoyens pour le répéter aux médecins qui prescrivent des spécialités allemandes, ou qui recommencent à envoyer leurs malades aux eaux étrangères.

Le séjour de Bade ou de Hombourg, ces deux centres de villégiature, jadis si pleins de vie et de gaieté française, qui est devenu si pénible aux anciennes générations, devrait aussi être odieux aux nouvelles.

Les monuments symboliques, les inscriptions patriotiques et certains bustes, partout semés à profusion, « ravivent des douleurs aiguës et rouvrent des blessures qui saignent au moindre froissement. — Si peu chauvin qu'on soit, et l'homme du monde l'est rarement, il suffit d'être patriote, au sens noble du mot, pour éprouver en ces endroits, où joies et malheurs parlent en même temps à nos souvenirs, une sorte de gêne, de malaise, qui finit à la longue par peser comme un cauchemar. »

Après une pareille constatation, et surtout lorsque le parallèle est tout à l'avantage des sources françaises, nous ne devrions plus avoir à maugréer contre l'indifférence routinière, qui poussait autrefois les favoris de la fortune vers les bords du Rhin et laissait les établissements français dans un état d'infériorité relative.

Espérons que les grands consultants ne laisseront plus aller leurs clients vers ces stations, qui doivent être d'autant plus délaissées que nous avons des eaux équivalentes dans notre pays. — Je pourrais citer nombre de cités thermales qui ne redoutent pas la comparaison. Elles ne laissent rien à désirer, même aux raffinés de la civilisation moderne, qu'un entraînement irréfléchi fait courir après le plaisir, quand la raison commande de chercher la santé!

Gubler, et quantité d'autres observateurs après lui, ont victorieusement établi la supériorité de nos richesses hydriatiques.

A cette suprématie est venue s'en ajouter une autre, celle du corps médical qui exerce dans les stations thermales. — Jadis, les gros bonnets de la profession dédaignaient ces postes; mais les choses ont bien changé depuis une dizaine d'années, et aujourd'hui, les plus brillants lauréats de la Faculté cherchent à faire leur trouée, dans les Vosges, dans les Pyrénées comme en Auvergne. Pour ne parler que de

Vichy, que je connais plus particulièrement,
l'interminable liste de mes collègues comprend
un médecin des hôpitaux de Paris, un agrégé de
Lyon, et une vingtaine d'anciens internes. Il en
est résulté une stimulation profonde, un progrès
notable, tant au point de vue de la science que
de l'honorabilité.

. . . .

. . . .

J'ai tenu à relire récemment Mont-Oriol, de
Guy de Maupassant, qui m'avait jadis passable-
ment irrité, et je n'ai pu de nouveau que hausser
les épaules devant ce ramassis de potins, tout
au plus acceptables par des concierges auver-
gnates. Les caricatures grotesques du mordant
écrivain, qui a été bien mal inspiré dans son
débinage, ne sont pas vraisemblables et ne supportent pas la dissection. Un coup d'épingle
suffit pour crever ces ballons en baudruche. Le
docteur Honorat, « qui se moque de tout le
monde et de tout, en commençant par ses
malades et par ses eaux », aurait été bien vite
supplanté par ses rivaux, s'il avait été aussi
jobard. En préférant les cartes et le vin blanc à
la médecine, loin de conquérir une baignoire

d'honneur, il n'aurait pas pu résister six mois, on l'aurait fatalement envoyé tricoter ailleurs la bourrée classique, qu'il exécute de toutes ses jambes, trouvant qu'il est bon d'être jeune, quelquefois.

Sa femme elle-même, à laquelle il n'a jamais pu s'accoutumer, et qu'on nous présente comme une sorte d'entremetteuse louche, ne saurait résister à l'examen. N'était-ce pas assez du cynisme du mari, sans que sa femme vienne encore le compromettre et l'afficher? Quel est le médecin qui pourrait se maintenir dans des conditions aussi désastreuses? On serait honni et on deviendrait impossible pour des peccadilles dix fois moindres.

Il n'est heureusement pas nécessaire de se faire remarquer par une excessive dévotion, comme le docteur Black, « petit homme à tête de boule-dogue, qui parlait bas, toujours, dans tous les coins, avec tout le monde, à la façon d'un prêtre qui confesse, » pour mériter la confiance des personnes pieuses et avoir la retenue pudique, qui inspire confiance aux jeunes comme aux vieilles femmes.

Les colères du docteur Latonne, jaloux et

exaspéré, qui, sans ce faiseur, aurait été le grand augure de Mont-Oriol, sont hors de proportion. En pareil cas, les plus rapaces ont la jalousie prudente du docteur Bonnefille ; leur verve narquoise ne s'exerce qu'en sourdine, en petit comité, au lieu de s'étaler sur la place publique et à tout venant.

Il est heureux pour notre amour-propre national que le docteur Mazelli, « portant moustaches seulement, ayant un mot aimable pour chaque homme, un compliment pour chaque femme, un sourire même pour chaque domestique », soit de nationalité étrangère. C'est un type de garçon coiffeur, que ce rasta qui savait tout faire en perfection, depuis les compliments jusqu'au macaroni, qui soignait par le massage et le curaçao, qui donnait au chef des conseils sur la cuisine, « à la femme de chambre des avis précieux sur l'hygiène de la tête, pour conserver aux cheveux de sa maîtresse leur brillant, leur nuance superbe et leur abondance, au cocher des renseignements fort utiles de médecine vétérinaire, qui racontait des anecdotes, des erreurs monstrueuses des plus grands médecins et prouvait l'insanité, la fausseté de leur prétendue science ».

Que dire des dames qui « complotaient des surprises pour lui plaire, des cadeaux ingénieux pour le toucher, des gentillesses pour le séduire » ?

C'est invraisemblable, eût-il été encore plus « le grand sujet de conversation, le seul objet de l'attention publique ». Ce triste personnage qui poursuit une dot et fait la chasse aux héritières est parfaitement odieux, quel que soit le diplôme dont il est porteur.

Les séducteurs de ce genre peuvent se rencontrer dans d'autres professions que la nôtre; je n'en ai jamais vu dans Cosmopolis. Peut-être en a-t-il existé jadis, de cet acabit, à Baye ou Baies, la reine des villes d'eaux romaines, sur les bords du golfe de Naples. C'est sur ce rivage fréquenté par les Romains riches et avides de plaisirs, qu'Anatole France (un bénédictin narquois, comme il s'est lui-même défini), fait rencontrer Helius Lamia et l'ancien procurateur de Judée, Pontius Pilatus. Il parle avec enthousiasme des jardins, des villas peuplées de statues, des portiques, des terrasses de marbre, des temples de la côte de Campanie, des lauriers du Pausilippe et du Vésuve qui

riait dans les profondeurs de l'horizon. Mais le
sort de cette splendide cité thermale n'est pas à
envier, car elle succomba sous le faix de sa
splendeur éphémère, la vie balnéaire ayant
dégénéré, peu à peu, en une vie de scandales et
de débauche, à tel point que vers la fin de
l'empire elle n'était plus qu'une ville aban-
donnée.

C'est un préjugé ridicule du public de croire
que les médecins des villes d'eaux ne cherchent
qu'à coqueter avec leurs clientes, et à profiter
de leur intimité... Ah! ils ont bien d'autres
soucis en tête. Leur mission est délicate et ils
la prennent à cœur. Ils s'efforcent, avant tout,
de démontrer que, dans leur station, tout
doit aider ou inviter, en quelque sorte, à la
guérison. Ils s'occupent à la fois du physique
et du moral, de la maladie et du malade,
recherchent tout ce qui peut augmenter, aux
yeux de leurs clients, le prestige de leurs bienfaisantes sources. Le médecin aquatique actuel
est loin de ressembler à celui d'il y a trente
ans, au crépuscule de l'empire, où la frivolité
et la galanterie étaient de bon ton. Ah!
comme il a changé. Les revenants de cette

époque mondaine pourraient mettre leur monocle le plus conquérant, ils ne parviendraient pas à le reconnaître, pas plus que les gens du monde, qui menaient grand train et qui aujourd'hui se dissimulent avec soin. On pourrait presque lui reprocher d'être devenu trop grave, trop compassé, de trop se désintéresser de féminités et de tout ce qui ne touche pas à son art propre.

Il a tant à lutter contre la concurrence, contre les rivalités qui le guettent, que pour s'imposer ou se maintenir, il est encore plus obligé que les autres médecins de s'observer, de se tenir au courant du progrès scientifique, de ne rien négliger, en un mot, pour inspirer confiance à ses correspondants et à ses malades. Aussi, il a sacrifié de bonne heure à la chimie et au microscope ; il fait constamment des expériences, des recherches et est presque toujours en gestation d'une idée ou d'une brochure. Il n'a plus le temps de se pommader, de se mettre à la dernière mode, de courir les soirées ; son laboratoire et ses cochons d'Inde le réclament ; il a des épreuves à corriger, des notes à prendre, des statistiques à terminer ; il guette le titre de correspondant de l'Académie ou de toute autre société et il tient à arriver bon premier.

Il n'a plus le temps, vous dis-je, que d'être médecin et un excellent médecin, expert en sa spécialité, soucieux de sa petite notoriété. Voilà ce qu'il faut que le public sache bien, pour ne pas retarder et être juste dans ses appréciations !

. . . .

Que les malades ne s'en laissent donc pas imposer par la malveillance ; ils peuvent venir, tout est prêt pour les recevoir : On a accordé les violons et ouvert le Casino ; les rossignols rivalisent avec l'orchestre et le remplacent aux heures nocturnes. Les hôteliers ont fini de fourbir leurs casseroles et d'aménager le vaste logis cosmopolite, où ils sont tout disposés à vous offrir une hospitalité presque écossaise. Les insulaires sont en ébullition ; on se montre du doigt les voitures qui amènent les premiers arrivants ; on suppute les chances de la saison, l'espérance au cœur et sur les lèvres, en évitant de songer aux années maussades, néfastes, désolées par l'inclémence du ciel, pour ne

songer qu'aux périodes radieuses et lucratives.
— On consulte l'horizon parisien du regard : viendront-ils en plus grand nombre, cette fois, ces folâtres fils de Lutèce si généreux, si faciles à contenter malgré leur verve gouailleuse, qui n'existe qu'à la surface.

Abonderont-elles, surtout, les ravissantes poupées de la capitale, dont la grâce et l'élégance laissent derrière elles comme un sillage lumineux ?

Ah ! qu'elles ne délaissent pas nos promenades, qui seraient moins belles sans leur présence, sans leur sourire, sans le froufrou de leurs toilettes et la gaieté communicative qui se dégage de toute leur personne, de leurs lèvres malicieuses comme de leurs yeux phosphorescents, de leur teint laiteux comme de leur sourire engageant.

Que deviendrait sans elles la potinière, où on habille et déshabille si prestement les passants, et surtout les passantes, où s'ébauchent tant de romans, où se prodigue tant d'esprit ?

Que deviendraient sans elles les goutteux impotents et tous les malades atrabilaires, qui veulent voir quelque chose de moins jaune que les habitués de la Grande-Grille, qui ont besoin qu'on les aide à vivre, qu'on endimanche leur vie?

De grâce, mesdames, au nom de la charité chrétienne, laissez-vous bercer par l'essaim des pensées voyageuses, qui murmure autour de vos oreilles mille refrains joyeux. Voici le sifflet engageant de la locomotive, sifflet provocateur qui semble défier l'espace et vous conseille de vous mettre en route. Le tic-tac wagonnier bat la mesure d'une chanson :

Les voyageurs pour le train de plaisir, en voiture !

BOUTADES

Dans les réunions d'anciens, dans les dîners médicaux, par exemple, on parle souvent du quartier latin une larme à l'œil. — On dirait qu'il n'y a rien eu d'aussi lumineux, dans le passé, que cette laborieuse et folle période d'études.

Après tout, était-ce vraiment le bon temps autant que ça? Je n'oserais pas plus l'affirmer que proclamer la supériorité de la douce Revalescière ou les avantages d'un changement de ministère. — Certes, je me souviens bien de nos conversations au futur, à travers le Luxembourg (plus tard, je ferai ceci, je ferai cela), de nos maigres budgets d'étudiants, auxquels il fallait suppléer par tant d'artifices; de la cuisine équivoque des tables d'hôte des alentours de l'Odéon; des lettres sans orthographe et de la plastique si rudimentaire des vestales qui partagèrent, d'une façon si intermittente, les sommiers épuisés de nos lits (heureux encore lorsqu'on ne les aimait pas avec une ponctualité presque maritale ; des discussions passionnées et claironnantes, sous l'excitation multi-absinthique et des interminables parties d'écarté, où on se passait à tour de rôle les consommations.

Je n'ai pas oublié les infectes salles de dissection, les gradins boueux du grand amphithéâtre, les farces d'un goût douteux de quelques méridionaux, les baisers alcoolisés des tenancières de certains cafés, les mollets en circulation et en vente au bal Bullier, les montres portées au mont-de-piété, les émotions des examens, les orgies exhilarantes du réveillon et des jours de thèse, les migraines qui succédaient au débraillement des nuits tapageuses, aux boucans décrétés sans motif et même à la politiquaillerie intransigeante de notre jeune inexpérience ; mais, en fin de compte, je me demande si ce printemps avait tant de lilas, de soleil, si tout ce bric-à-brac mérite bien des regrets et s'il vaudrait la peine de recommencer le voyage, en supposant que ce fût possible. — Quel est celui qui voudrait habiter de nouveau dans les fameux greniers de la rive gauche et recommencer à prodiguer sottement sa vie ?

Ah ! qu'on regrette l'insouciance et les illusions si vite envolées de cet âge, je le conçois ; mais on chercherait en vain, à la faveur de ce prisme enchanteur, à dissimuler les soucis et les inconvénients de ce surnumérariat. — Mieux vaut encore être devenu titulaire du poste convoité et avoir conquis son indépendance.

C'est comme pour le fameux temps de l'internat classique, que les pédagogues célèbrent en termes pompeux, les jours de distribution de prix : Ah ! la bonne plaisanterie.

— Malgré les phrases ampoulées des marchands de soupe, on ne ne saurait trop plaindre les pauvres petits bougres emprisonnés dans les Mazas universitaires.

Dure nécessité, madame... peut-on chanter après Méphisto.

*
* *

On se figure à tort que la plupart des médecins doivent avoir un plaisir extrême à recevoir dans leur cabinet de jolies clientes, agréablement capitonnées dans tous les sens. — On a beau être blasé, les frémissements d'une robe et la câlinerie d'un sourire engageant, d'un geste voluptueux, cela dérange toujours un peu et ne laisse pas que de causer un léger trouble. Si on consultait la plupart des spécialistes pour dames, qui tiennent à ne pas trop ébranler leur système nerveux et à rester bien équilibrés, je suis convaincu qu'ils se rangeraient à l'avis de ce clubmen philosophe, grand admirateur du beau sexe, qui considérait comme une bonne fortune de rencontrer des Parisiennes laides ou peu enviables : Cela me repose, disait-il; c'est toujours autant de moins à désirer !

Heureusement, à Paris comme ailleurs, s'il y a beaucoup de femmes à prendre, il y en a encore plus à laisser. Quelle foire aux horreurs, quelle kermesse de disgrâces, que de chair avariée, que de grosses blondes éléphantiasiques qui seraient heureuses de plier sous un maître ! — Que de brunes osseuses et funèbres qui souhaiteraient qu'on vienne papillonner autour du désert de leur corsage! — Ah! il n'y a pas de quoi perdre la tête. Et puis, en amour comme au théâtre, il ne faut pas rechercher les billets de faveur, qui, en dehors d'autres inconvénients, ont le tort d'arriver généralement mal à propos et de coûter en définitive plus cher qu'au bureau. — Il faut reconnaître cette gracieuseté, et par surcroît on est souvent mal placé.

L'impassibilité de la nature, me disait récemment un aliéniste célèbre, est l'éternelle critique de notre agitation. Hélas! que j'en ai déjà vu mourir de confrères, qui auraient pu prolonger longtemps encore leur existence, avec un peu plus de modération, une plus grande égalité d'humeur, en étant moins ambitieux, en sachant se borner. — J'en coudoie constamment qui sont en ébullition permanente, qui se surmènent sans nécessité, qui mangent à des heures invraisemblables et compromettent ainsi leur santé, qui ne se donnent jamais une saine distraction et ignorent les joies de l'intimité. — Et tout cela, pourquoi? — Pour empêcher un voisin de progresser, par amour-propre, par avarice. — Non décidément, je ne les admire pas; il faut plutôt les plaindre ces condamnés volontaires du bagne professionnel, qui ne savent pas secouer leurs chaînes. Rien de plus funeste que cet état de tension continuelle ; à force d'être sous pression, les chaudières les plus solides finissent par s'user et éclater. Au décousu et au terre-à-terre de la vie affairée, à ses soubresauts épileptiques, je préférerais encore la médiocrité, avec des échappées intermittentes vers l'idéal.

Brillat-Savarin a dit depuis longtemps : Dites-moi quel estomac vous avez et je vous dirai qui vous êtes. C'est qu'en effet ce viscère tyrannique a une influence prépondérante sur nos actes et nos idées. — C'est parce qu'il est devenu ombrageux et intolérant, chez la plupart des pessimistes, que ces derniers sont si disposés à broyer du noir et à nous dégoûter de l'existence. La prétendue et récente conversion d'un vaudevilliste a été attribuée plaisamment par plusieurs journalistes à une maladie gastro-intestinale. Il n'y aurait rien de tel qu'une digestion laborieuse, au dire de l'un d'eux, pour faire apparaître la splendeur des vérités éternelles : « A quoi tient le salut d'une âme ? A une tasse ou deux de camomille. Si l'estomac de

Valabrègue eût été moins truffé, il y aurait un bon chrétien de moins à l'heure présente. »

Ce qui précède est d'autant plus admissible que la contre-partie est également vraie; personne n'ignore que Vatel fut un des principaux instruments politiques du prince de Condé dans son gouvernement de Bourgogne. Pendant la tenue des États, les admirables diners de ce personnage étaient à l'occasion l'argument décisif, la péroraison victorieuse qui entraînait les résolutions difficiles : « Ils allaient aux esprits par le chemin de l'estomac, échauffaient les froideurs, rapprochaient les dissidences et assoupissaient doucement les résistances amollies dans le bien-être d'une digestion cordiale et charmée. »

Il est certain que si les jeunes gens d'aujourd'hui sont si macabres, c'est qu'ils ont des tubes digestifs déplorables. Quant à leurs aînés, qui étaient de joyeux drilles, c'est simplement lorsqu'ils sont arrivés au délabrement gastrique, à des troubles dyspeptiques invétérés et inguérissables, malgré les eaux de Vichy, qu'ils se décident à faire une fin, à légitimer un ancien collage, à entrer à l'Académie, à mettre

à la caisse d'épargne, à solliciter les faveurs
du suffrage universel, à débiter des homélies
prud'homesques à leurs connaissances, ou à
mourir de vieillesse, ce qui constitue le plus
terrible des châtiments.

Je ne parle pas à dessein de la dyspepsie
d'âme, de la dyspepsie intellectuelle, de l'écœurement nauséeux occasionné par les basses
nourritures, que les écrivains naturalistes et
certains novateurs servent au public : il y aurait
trop à dire !

*
* *

On a écrit avec beaucoup de bon sens :
« Dieu fait une politesse à l'homme en l'invitant à passer quelques années, sur sa propriété
privée, la terre ; aussi, toute plainte est une
indélicatesse, un défaut de savoir-vivre. »

Comme l'auteur de cette réflexion, le médecin constate, chaque jour, que les hommes,
ces singes qui naissent rasés et qui se croient
des divinités déchues, ont une horrible
épouvante de la mort. Cette appréhension,
excessive chez le plus grand nombre, peut
seule donner une mesure exacte du prix

extraordinaire qu'ils attachent à la promenade terrestre.

*
* *

Il est difficile de ne pas admettre *en principe* l'idée d'une chambre disciplinaire, chargée de la police sanitaire de la corporation. — On a donné de bonnes raisons pour et contre. Le sujet n'étant pas épuisé, qu'il me soit permis de présenter quelques objections.

En l'osant, à l'encontre de tant de suffrages honorables déjà acquis au projet, je suis un peu hanté par le souvenir des méfaits relevés contre l'instruction secrète des parquets, par la passion que certains magistrats, qui devraient pourtant rester impassibles, apportent dans l'exercice de leur ministère; de simples apparences leur suffisent pour s'acharner sur une piste et tâcher d'imposer leur conviction au tribunal et aux jurés.

Or, des événements récents et trop nombreux ont démontré péremptoirement que divers juges d'instruction avaient contribué à faire condamner des innocents, après avoir usé de tous les moyens d'intimidation pour leur faire avouer une culpabilité, qui n'existait que dans leur cerveau à la Pombiquet.

Avec un professionnel prévenu, tout devient piège pour l'accusé, jusqu'à lui-même, « car il n'est aucun trouble, assez naturel dans ces circonstances, aucune défaillance, aucune parole plus ou moins ambiguë qui lui sera échappée, qui ne soient interprétés à son détriment et ne l'accablent. D'autant qu'il y a moins de preuves, d'autant on s'acharne à en trouver, et d'autant il faut plus de jours ou de mois pour en découvrir. De sorte que la longueur de ce premier supplice est en raison directe de la probabilité d'innocence de l'accusé. »

L'opinion qui précède a été émise par un écrivain, pour qui le Palais n'a plus de mystères. — Il me semble que, dans une certaine mesure bien entendu, nous pourrions en faire notre profit : on peut se demander, en effet, dès à présent, quels sont les médecins chargés de se prononcer entre des rivaux acharnés et tenaces, qui auront assez de sang-froid pour s'abstraire des influences ambiantes, des haines locales,

pour ne pas prêter une oreille complaisante à
d'anciennes camaraderies, pour ne pas subir la
mauvaise foi qui préside aux rapports des
hommes, dès que leur intérêt ou leur amour-
propre sont en cause.

Admettons, si vous le voulez, que les arbitres
choisis seront impeccables, qu'ils cumuleront la
sagesse de Minos et la prudence de Mentor,
quels sont ceux qui auront assez de temps à
consacrer à l'étude de dossiers volumineux, qui
renonceront à des occupations rémunératrices
pour écouter méticuleusement le récit de
querelles, de froissements, de potins, propres
le plus souvent à faire hausser les épaules, où
l'accusateur a même parfois plus de torts que
celui qu'il voudrait déconsidérer ?

N'est-il pas à craindre que la facilité de pouvoir se plaindre du voisin ne fasse fermenter
les levains de discorde et ne multiplie les
doléances outre mesure ?

Il est si facile et si doux de se poser en puri-
tain, de chercher à se grandir devant la galerie,
en suspectant les autres, en leur déniant les vertus austères, dont on se gratifie. — Les charges

relevées auront beau être reconnues inexactes, il en restera toujours quelque chose, surtout si les confrères visés ne veulent pas s'abaisser jusqu'à se défendre, s'ils jugent que leur passé est assez limpide pour les couvrir.

Les malins ou les méchants diront qu'on a étouffé l'affaire, qu'elle n'a pas été bien éclaircie, qu'après tout il pourrait bien y avoir quelque chose au fond, qu'il n'y a pas de fumée sans feu, etc., etc.

Il faudrait ne pas connaître la province et la perfidie qui préside aux relations, dès qu'on est en concurrence pour n'importe quoi, pour ne pas appréhender par avance l'infamie des cœurs et des bouches, les suspicions machiavéliques, les rancunes latentes, les dénigrantes et cruelles réserves, les rictus amers, les hochements de tête insultants, avec lesquels on cherche à diminuer l'honneur de chacun dans la considération de tous.

— Les discussions ardentes qui pourront en résulter ne resteront évidemment pas dans l'ombre et transpireront au dehors; on se pas-

sionnera dans les clans adverses et je doute fort
que la bonne confraternité ait à y gagner.

Il n'en sera certainement pas de même de
l'influence contagieuse de la suspicion et de
l'irrespect.

Pour en arriver à conspuer quelques charla-
tans, quelques tarés, que l'opinion publique se
chargeait fort bien jusqu'ici d'exécuter, on va
créer de nouveaux galonnés, de nouveaux digni-
taires, que le Gouvernement accaparera probablement, comme s'il n'y avait pas assez de
gens portant panache ou émargeant au budget.
— La démocratie coule à pleins bords; on ne
parle que de liberté, que d'égalité, et, dans la
pratique, on n'aspire qu'à être régenté, qu'à se
donner des lisières et des entraves. Mon vieux
sang de libéral endurci ne peut se faire à cet
illogisme; il serait peut-être bon que le corps
médical ne tombât pas dans ce travers et se sou-
vînt à propos que son indépendance lui fut toujours un titre de gloire.

Comme on l'a prudemment conseillé, n'imi-
tons pas les grenouilles du bon La Fontaine,

ne demandons pas un roi ; contentons-nous de l'état démocratique et ne nous jetons pas imprudemment dans la gueule du loup !

SUPPLÉMENT AUX DIALOGUES DES MORTS DE LUCIEN

Le temps passe. Tout meurt. Le marbre même s'use.
Agrigente n'est plus qu'une ombre, et Syracuse
Dort sous le bleu linceul de son ciel indulgent !

Mercure. — Quand réglerons-nous nos comptes, nocher !

Charon — Par Pluton, je voudrais bien pouvoir te rembourser les drachmes et les oboles que je te dois ; mais, pour le moment, c'est impossible. Ça ne va pas là-haut et je ne compte plus que sur une bonne épidémie, ou une guerre meurtrière, pour recevoir du monde et réaliser quelques bénéfices.

Mercure. — Oui, je sais ; quoique les descendants d'Esculape soient de plus en plus nombreux sur la terre, on meurt beaucoup moins que par le passé, ce qui pourrait bien prouver, malgré les critiques, que leurs conseils ont du bon et contribuent à sauver des existences.

Mais pour me faire moins attendre, tu pourrais surfaire le prix du passage.

Charon. — Certes, je ne suis pas facile à attendrir, mais franchement je n'ose pas, car ce sont surtout des médecins, que je reçois en ce moment, et dans quel état! pâles, d'une maigreur effrayante, après avoir mené la plus chétive existence. La plupart sont morts de faim ou de désespoir, pour avoir trop prêché la continence et la modération à leurs semblables. Ils ont découvert le vaccin préservateur de la plupart des maladies, et leur philanthropie les a réduits à la misère.

Ménippe. — Pas tous; il n'y que les petits qui aient été victimes de leur humanité; pas mal d'autres, tout en se dévouant beaucoup moins, ont empoché la forte somme. — Voici l'un des plus illustres qui s'avance; tu vas pouvoir faire de l'usure, Charon.

Mercure. — Je le reconnais en effet; il était fort recherché dans Athènes. Il méprisait les dieux de l'Olympe, ce qui ne l'avait pas empêché de se considérer comme étant d'essence divine.

Dédaigneux de ses semblables, grisé par

l'amas oppressif de ses connaissances, il avait chassé de son cœur la simplicité, la compassion, la tolérance ; c'est à peine s'il subsistait quelques restes de sentiments humains sous son scepticisme impitoyable et sa physionomie impassiblement morne. Il ne se dépensait que pour ceux qui s'étaient prodigués pour lui, n'abaissant ses regards que sur ses adulateurs attitrés.

Ceux qui ne faisaient pas partie de cette phalange obséquieuse et soumise auraient en vain frappé à sa porte ; elle leur restait fermée sans merci. L'équité ne serait pas parvenue à l'entre-bâiller ; le népotisme seul avait ses libres entrées.

Ménippe. — Vous ferez moins de difficultés, j'en suis sûr, pour le recevoir ici, d'autant plus qu'il vous a envoyé jadis beaucoup de monde. Hélas ! sa puissance, bonne ou mauvaise, ne lui sera plus d'aucune utilité. Cerbère lui-même ne se laisserait pas séduire, s'il voulait intriguer pour empêcher quelqu'un de passer le noir Achéron. Ah ! il peut déposer sur le rivage tout l'attirail, désormais superflu, de sa suffisance, de sa sécheresse altière et même son fameux savoir, la géométrie physchologique de sa maturité pensive. Lui et ses travaux fastueux ne seront bientôt plus que poussière, songes creux et vains fantômes. La fumée glorieuse s'est évanouie.

Le temple est en ruine, au haut du promontoire !

Pluton. — Pour moi, j'aurais préféré que les destins le laissassent vivre aussi longtemps que Tithon et nous eussent envoyé à sa place ceux qui convoitaient tant sa succession. J'aurais bien ri de les voir descendre les premiers, enlevés au milieu de leurs rêves de fortune. — Étaient-ils assez empressés ; ont-ils assez fait de sacrifices aux immortels, pour que sa précieuse santé fut conservée, et cependant ils n'aspiraient rien tant qu'à se partager son influence et ses places.

Ménippe. — Bah ! Il a assez longtemps déçu leurs espérances et tenu leurs ambitions en haleine. Nous aurons au moins la satisfaction de contempler un de ses disciples, le plus flatteur et le plus aimé par conséquent. Il a dû trépasser rongé par l'envie.

Diogène. — C'est bien fait. Nous autres, quand nous vivions, nous n'avions pas entre nous de ces arrière-pensées ; pour mon compte, je n'ai jamais souhaité la mort d'Antisthène afin d'hériter de son bâton. Toi non plus, Cratès, j'en suis sûr, tu n'aurais point voulu hâter ma mort de tes vœux, pour avoir un peu plus tôt ma besace et mon tonneau.

Cratès — Certes non ; il y des trésors plus précieux que tu m'avais transmis, la sagesse, la modération, l'amour du vrai, de la liberté, la franchise et l'indépendance ; mais ce sont des dons que bien des hommes apprécient fort peu, et je soupçonne le nouveau venu, qui a l'air si déconfit, d'avoir été séduit par des richesses plus palpables, par des mobiles plus ambitieux.

Diogène. — Nous sommes entrés, ici, sans nous faire prier, sans résistance ; nous avons même mis la main à la rame et nous étions les seuls passagers qui ne pleuraient pas. Celui-ci au contraire et quantité de ses pareils, qui faisaient les esprits forts et prétendaient ne pas craindre le Styx, le fleuve inexorable, perdent leur impassibilité dès qu'ils en approchent. Ils font mille grimaces et se désespèrent, lorsqu'ils ont mis le pied dans l'abîme et vu de près les sombres ténèbres. S'ils ont tant peur d'être fustigés par Éaque, c'est que sans doute leur conscience n'est pas en repos et qu'ils sont influencés par de tardifs remords.

Proserpine. — Par Cérès, ma mère, aurez-vous bientôt fini de critiquer; vous ne seriez vraiment pas déplacés dans certaines coteries doctorales, où on ne cherche qu'à ridiculiser le voisin et à le supplanter. Ayez donc un peu plus de déférence pour ces infortunés.

Ménippe. — Notre verve caustique est aiguisée par leur mégalomanie, par leurs prétentions, qui sont bonnes à fronder et à fouailler. Qu'ils soient plus modestes et nous serons plus indulgents, car enfin leur crâne, siège de leur arrogance et de leurs billevesées, est aussi dénudé que le nôtre; leur nez est non moins camard; leurs yeux, joyaux jadis animés, après avoir supporté la fatigue de la vie, ont subi la corruption de la mort, et surtout nous fûmes moins esclaves de notre vivant. Qu'ils apprennent à s'accommoder de notre égalité toute populaire, qui nous affranchit de mille besoins, et à se contenter du présent, puisqu'ils n'ont pas su profiter du passé. C'en est fait de tout ce fatras poudreux, qui naguère encore était l'orgueil et l'espoir d'une génération.

Minos, d'une voix terrible. — Allons, les rhéteurs, les mauvais riches, les aigrefins, les marchands de sagesse et les thérapeutes, passez au tribunal; chacun va rendre compte de sa vie; il y aura des châtiments, des roues, des vautours et des rochers pour tous ceux qui n'eurent pas les entrailles sensibles, qui furent sans pitié pour la veuve et l'orphelin, qui ne songèrent qu'à eux et jamais à leurs voisins.

En revanche, je fais grâce de la comparution et de toute nouvelle peine à cette sombre bande de médecins, qui sont encore apitoyés des misères d'autrui, qui n'eurent qu'à soigner des misérables, de pauvres esclaves parqués comme des troupeaux dans les tanières des cités ou des campagnes.

Malgré les déboires et les côtés répugnants de leur ministère, malgré la cuisante atteinte des ingratitudes et l'âpre morsure des abandons, des reniements, ils y apportèrent du zèle et du dévouement. Ils ont eu, en outre, le rare mérite de ne pas se plaindre, de ne pas réclamer à Zeus de les convier de nouveau à l'œuvre obscure et barbare de la vie et de ne rien vouloir conserver avec eux, ce qui d'ailleurs serait parfaitement inutile.

Ils ont appris, durant leur corvée terrestre, à souffrir en silence. Leur résignation mérite récompense.

Qu'ils aillent boire à grands traits l'eau du Léthé; qu'ils en boivent à profusion, afin d'oublier plus vite, afin de se consoler de la perte de ceux qui leur furent chers.

Patience; ils ne tarderont pas à vous rejoindre!

LA MÉNOPAUSE MASCULINE

Vous ne vous trompez pas, vous avez bien lu ; l'épithète de masculine n'est pas une erreur. Je l'ai accolée à dessein au mot de ménopause pour mieux faire sentir le rapport qui existe entre l'âge de retour de la femme et cette période ambiguë de décrépitude, qui s'accompagne également pour l'homme de tant d'inconvénients, de tant de troubles nerveux, de tant de perturbations sanguines. Le mâle est touché comme la femelle dans ses œuvres vives et l'heure de l'amoindrissement général et génital, qui est plus ou moins retardée selon les constitutions et le genre de vie, sonne tristement comme un glas, comme un avertissement, aussi lugubre qu'impitoyable.

Le but de la nature, qui veut la reproduction de l'espèce, est rempli et elle ne tarde pas à dépouiller même les plus favorisés des avantages extérieurs, qui les firent rechercher. Ce n'est pas seulement leur visage qui se colore ; leur

nez qui bourgeonne, la fâcheuse pléthore abdo-
minale, les hémorrhoïdes, les varices et toutes
les manifestations de la diathèse congestive,
aux louches maléfices, viennent avertir le bel
Adonis que le couvre-feu est proche, qu'il
est temps de se ranger, de devenir modéré, sous
peine de gâtisme et d'apoplexie. — L'estomac
devient ombrageux ; il n'y a plus de feu dans les
prunelles ; une sorte de petite veilleuse persiste
seule, derrière le lorgnon, à animer le regard ;
le minimum d'efforts s'impose, la vaillance n'est
plus de saison. L'âme cesse d'être fleurie. Il
serait superflu de leur conseiller de moucheter
leur fleuret, selon la prudente recommandation
du prince de Talleyrand.

Ah! il n'y a pas que la femme qui soit à
plaindre aux alentours de la cinquantaine. Si
elle cesse d'être apte à la reproduction, son
compagnon perd aussi sa puissance créatrice.
Je ne parle pas seulement de la faculté physique
proprement dite de concevoir; mais encore et
surtout de l'amoindrissement intellectuel, qui
vient paralyser les cerveaux les plus féconds,
les mieux doués. — La maturité, comme la
réflexion, tue les déterminations énergiques.

C'est pour consoler les robustes et les forts de l'éparpillement de leur activité cérébrale, qu'on a prétendu que le jugement prenait alors une netteté et une pondération remarquables. — C'était la qualité maîtresse des vieillards d'Homère, que la faiblesse écartait des combats.

Maigre compensation; cette qualité, fruit de l'expérience et de la maturité, est loin de valoir la fougue primesautière des années bénies, où la sève abonde, où tout bouillonne et fermente en l'être, où on est gourmand de toutes les gourmandises, comme dit Bourget, où on se prodigue à outrance, sans arriver à se dépenser, où on gaspille sans compter, avec une ardeur qu'on croit devoir rester éternelle, idées et sensations, projets et tendresses, ivresses, délices, extases, illusions et félicités.

Non, non, braves gens, Samson devenu chauve avec ou sans le secours de Dalila, ne se résigne pas benoîtement à être émasculé par la Parque; le lutteur amoindri regrette ses généreuses ardeurs d'autrefois, les enthousiasmes qui fermentaient et brûlaient en lui, la robustesse animale, les chaudes énergies que l'amour faisait briller dans ses yeux humides; il est profondément anxieux en constatant sa dépression cérébrale, la décomposition insensible qui chaque jour va dorénavant s'accentuer, en rendant sa vie dolente et neutre, comme celle d'une larve endormie. Car, il le sent bien, une influence annihilante, abâtardissante, va le rejeter du côté des raffinés débiles, des sceptiques dévirilisés, des douteurs par trop d'affinement, des tolérants par faiblesse et terreur de la lutte, des délicats par crainte de l'outrance et des extrêmes, des paresseux qui veulent être mollement bercés et à qui toute action violente devient hostile, des médiocres, enfin, qui ne se passionnent pour rien et sont de plus en plus nombreux dans notre cher pays. Jadis, c'était un initiateur, il dictait le mot d'ordre aux peuples ; il en est réduit aujourd'hui à suivre à la remorque ceux qu'il guidait autrefois.

Richepin déclarait dernièrement, avec sa véhémence habituelle, qu'il était désirable de voir enfin surgir des individualités puissantes ; il appelait de tous ses vœux un de ces grands hommes, en qui et par qui vivent les foules : « Je ne crains pas d'affirmer, disait-il, que la vraie et féconde formule sociale est celle-ci :

Place aux forts ! — Place aux forts, quels qu'ils soient ! — Car ce que j'entends par les forts, c'est ceux en qui s'incarne une idée, douce ou atroce, mais intense, grande, exaltant le rêve à l'action, poussant en avant, sonnant une diane, battant une charge et faisant vivre enfin.

Jésus ou Catilina, saint Vincent de Paul ou Napoléon, Torquemada lui-même, Ignace de Loyola en personne, quiconque a remué l'âme populaire, l'a enthousiasmée, possédée, engrossée, celui-là est un fort. Il en est d'autres que je peux préférer. Quand même je consens aux pires, pourvu qu'avec eux on aille on vibre, on agisse, bien ou mal, mais énergiquement et passionnément, et qu'on oublie enfin ce que c'est que la vie, en la vivant comme une flamme brûle !. . . . .
. . . .

« Il doit être quelque part, le fort que l'on attend, dont on a soif, dont on a faim. Quelque part peut-être il râle, la face contre terre, tâchant de se redresser au moins sur les genoux, pour écouter à l'horizon le bruit tumultueux des sanglots et des désespoirs, qui veulent être consolés par lui.

« Mais, lâches que nous sommes, châtrés jusque dans nos désirs, nous l'appelons tout ensemble et nous l'empêchons de se montrer ! Nous haletons d'angoisse à l'espoir de sa venue et nous avons peur de lui. Notre bourgeoisisme nous étouffe, et nous l'en étouffons.

« Et peut-être, que nous n'aurions plus seulement la force de pousser une clameur de délivrance, mais que l'épouvante nous jetterait tous à la renverse, si nous voyions tout à coup surgir dans notre ciel de brumes une main divine où fleurisse une palme, un poing terrible où flamboie un glaive. »

Je n'ai donné cette citation que pour bien établir qu'on serait certainement déçu, si on allait chercher un rénovateur providentiel, une âme de lumière et de volonté, à l'indomptable énergie, parmi ces somnambules atones, timorés et caducs, aux vertus négatives, qui n'aspirent qu'à cultiver paisiblement leur jardin, à l'instar de Candide, à l'abri des orages, des dissensions et des rivalités de l'Agora.

S'il pouvait surgir de ce milieu décadent, ses contemporains seraient les premiers à le vilipender, à en rire, faute de pouvoir le lapider. Ils ne redoutent rien tant que les tirailleurs d'avant-garde, les belligérants surabondants de vitalité, étourdissants d'exubérance ; ils appréhendent les sursauts de l'imprévu, les agressions nerveuses, les ripostes rageuses, les créatures d'ardeur et d'élan, d'audace et d'impétuosité, dont la fascination ne peut que troubler les âmes de second plan, à l'effacement instinctif.

Ces esprits vacillants n'apprécient plus que les demi-teintes, les tons fanés, anémiques, ce qui est prudent, tempéré, rassis, glissant, lénitif, indolent, vague et même banal. Ils aiment l'ordre, l'économie, la prévoyance, les qualités domestiques et familiales, sans horizon et sans inquiétude, de notre bourgeoisie moyenne. Leur admiration est acquise d'avance aux sages indécisions, aux termes ambigus, aux rêves embrumés, à la perpétuelle imprécision, à la distinction sobre, aux idées admises, comme il faut, aux stratégies habiles, aux demi-mesures qui préviennent la violence, aux faux-fuyants, aux temporisations qui simplifient les choses compliquées.

Les chimères ne les touchent plus et ils ne

sont nullement disposés à sacrifier le peu qui leur reste à vivre pour ébranler et diriger les forces sociales vers un avenir meilleur. Au lieu de faire preuve de hardiesse, ils aimeraient mieux risquer machine en arrière, car des rêves de repos sans fin s'insinuent seuls avec persistance dans le désert si sombre de leur cerveau. — Ce n'est pas parmi eux qu'Henri Mazel, l'auteur de *La Synergie sociale*, a étudié l'action civilisatrice des énergies morales librement mises en commun.

Comme on l'a dit de Napoléon III, le fataliste résigné, ils sont toujours prêts à écrire l'histoire, jamais à la faire.

Si cette démonstration ne vous suffisait pas, pour bien établir en vos esprits qu'on n'a rien à gagner en vieillissant, je n'aurais qu'à faire une allusion discrète aux mésaventures conjugales des époux ventripotents, qui, au lieu de jouer à la hausse, sont toujours à la baisse.

Interrogez à ce sujet Mme Xantippe, ou ses descendantes, et vous en apprendrez de belles sur l'insuffisance nocturne et les défaillances de leur seigneur et maître. — Titre dérisoire; s'il le fut, il ne l'est plus; le coq gaulois s'est transformé en chapon !

En pareille matière, il faut faire la part des exceptions, c'est entendu. — Après avoir évoqué les prouesses tardives de Louis XV, et, à un autre point de vue, la verdeur anormale de Victor Hugo, de Chevreul, de Thiers, de Pasteur, on est amené à faire de mélancoliques réflexions, lorsqu'on se trouve en présence de la masse, dans le tas du bétail humain, que nul réconfortant ne pourrait galvaniser. Et les plus lézardés, les plus neutralisés, les plus fourbus, sont précisément les énergumènes insatiables, les fanfarons du vice, les viveurs les plus gavés de sensualité, de funestes libertinages, ceux qui mettaient les bouchées doubles au festin des caresses. Il leur fallait des instruments serviles de plaisir, avec table toujours mise et bras constamment ouverts. Leurs instincts polygamiques leur ont fait épuiser rapidement leurs munitions et leurs provisions de route ; ils s'acharneraient en vain à souffler, avec une ardeur fiévreuse, sur les derniers tisons qui s'éteignent ; rien ne saurait les rallumer.

Hélas ! il n'y a pas de Josué capable d'arrêter le soleil des jours heureux ; il n'y a que le printemps qui revienne régulièrement ; il n'y a que les lilas et les primevères qui refleurissent tous les ans! — Nous les retrouvons, ayant moissonné à pleine faux leurs derniers regains, ayant laissé le meilleur d'eux-mêmes aux buissons du chemin, à Aulus, à Barèges, à Vichy, partout où Cupidon s'est mis au régime et boit de l'eau. Ce n'est plus la Diane des baisers matinaux qui les réveille, c'est la pituite. La jeunesse artificielle des fêtards, des vieux beaux, n'en impose à personne. Leurs yeux noyés, leur démarche incertaine, leurs traits fanés, leur maquillage, leur calvitie précoce, révèlent les humiliations de l'âge ; on voit qu'ils ont reçu des horions dans la mêlée grouillante des noctambules ; le dégoût et la nausée sont sur leurs lèvres ; leur tête ne contient plus que le vide accumulé des lendemains d'excès ; à l'instar des militaires retraités, ces bourreaux des cœurs qui eurent les faveurs de toutes les dames du Bottin galant, n'ont plus qu'à raconter leurs exploits passés, avec des tarasconnades grasseyantes dans la voix.

Allons, pauvres papillons délabrés, résignez-vous, vous passerez bientôt à l'état d'utilité, par exemple le quatrième au whist, ou le quator-

zième des dîners où l'on serait treize à table ;
vous pourrez encore faire une certaine figure,
à condition que votre colonne vertébrale soit
bien soutenue et que cette petite débauche ne
se renouvelle pas trop souvent !

. . . .

Je n'insiste pas ; le tableau n'a rien de réjouis-
sant, puisque nous sommes tous destinés, à
moins de catastrophe, à passer sous les fourches
caudines de la cinquantaine, à augmenter les
ruines et les cendres des âges révolus. Le mieux
est d'en prendre bravement son parti et de faire
son possible pour se dédommager de cette
déconvenue, en dehors des beaux achèvements
et de la gloire des héroïsmes suprêmes, qui ne
peuvent être que le lot du petit nombre. La
recette la plus simple est encore de faire des
heureux dans son entourage et de prendre sa
part, si minime qu'elle soit, du bonheur d'autrui.

Un médecin, qui, à ce moment, a la joie d'être
grand-père, n'est déjà pas trop à plaindre ; mais,
à défaut de progéniture, il peut se rendre utile
à la grande famille médicale, en donnant de
bons conseils aux cadets, en calmant leur fièvre
de combativité, en leur apprenant la déférence

envers les aînés, en recommandant l'union, la concorde, en prêchant enfin d'exemple, en s'imposant par sa droiture et sa correction.

Il y a encore bien des satisfactions à glaner, lorsqu'on veut se donner la peine de se baisser pour cueillir respectueusement la petite fleur bleue de l'idéal, ou, si vous aimez mieux, les nénuphars symboliques qui s'étalent au-dessus de l'eau dormante. Sans être capiteux, ni troublant, leur parfum ne manque pourtant pas de suavité.

Il ne me reste plus qu'à conclure avec Maupassant, dans « Une Vie » : En somme, l'existence n'est jamais ni aussi bonne, ni aussi mauvaise qu'on veut bien le dire !

SUJETS DE ROMANS A SENSATION

Donner une idée poignante de la détresse insoupçonnée des grands chirurgiens et consultants (la haute futaie de la corporation), qui, par suite de l'amoindrissement des fortunes, du marasme général, du socialisme destructeur des politiciens, et de beaucoup d'autres causes, ne gagnent plus que de cent à trois cent mille francs par an. Qu'est-ce qu'on peut faire avec pareille bagatelle, lorsqu'on est habitué au luxe, à mener grand train, à s'entourer d'un décor princier. Les grands seigneurs de la profession, tout comme les races affinées et épicuriennes de l'aristocratie, ne sauraient se passer de confortable et de mise en scène. Ils ont beau être montés sur le faîte, ils n'aspirent nullement à en descendre; l'auréole qui les entoure ne saurait subir d'éclipse. Le règne biblique de la simplicité est passé; nous ne sommes plus, morbleu, aux temps héroïques où les Nélaton, les Grisolle, les Gosselin et tant d'autres qui ont eu leur heure de célébrité, se contentaient de vivre dans l'acajou et les tentures en cotonnade.

Donc, étant données la bataille sans merci des appétits humains, la menace de l'impôt sur le revenu, si le patriciat est menacé de ruine, si la bise continue à souffler, sans épargner les sommets, il est à craindre que les virtuoses du bistouri ne soient réduits à vivre d'expédients, à être corrodés par de délétères préoccupations d'argent. Leurs recettes ont baissé, leur somptueux budget s'équilibre plus difficilement.

On conçoit très bien que, pour ne pas voir leurs dîmes s'amoindrir encore, ces privilégiés voraces qui ne demanderaient pas mieux que d'être des modèles de renoncement et de charité, en soient arrivés à rester à peu près sourds aux doléances de la démocratie médicale.

C'est ce que j'ai eu bien de la peine à faire comprendre à un naïf confrère, un rêveur assoiffé d'altruisme, de concepts philanthropiques, qui s'étant adressé avec une confiante spontanéité à tous les gros bonnets, pour en obtenir une souscription insignifiante, sorte d'aumône libératrice en faveur des veuves et des orphelins des

médecins, décédés sans fortune, a été douloureusement surpris de n'en pas recevoir un centime. C'était vraiment comique de le voir s'indigner contre l'égoïsme et la dureté de ceux qu'il
se figurait pleins de pitié, l'âme élargie par leurs
succès ou le souvenir de leur origine prolétaire.
Ne voulait-il pas réclamer un quatre-vingt-treize
sans merci contre tous les hauts mandarins, qui
sont censés rester indifférents, du haut de leur
impassibilité aux grasses prébendes, à la misère
des gueux, des foudroyés de la profession ?

Nous sommes bien bêtes, disait-il véhémentement, de les faire appeler en consultation. Au
lieu de s'en rapporter constamment aux premiers
rôles, aux chefs d'emploi, qui monopolisent l'attention, il serait bien plus sage de se contenter
des doublures. D'abord, ces élus de troisième ou
de quatrième rang ne nous regarderaient pas
d'un air dédaigneusement protecteur et ensuite
ils se contenteraient d'émoluments raisonnables.
Ce sont les petits médecins, en fin de compte, qui
paient les exigences des gros.

La facilité avec laquelle les premiers proposent
ou acceptent des consultations, qui ne servent
presque jamais à rien et sont faites généralement,

il faut en convenir, d'une façon bien superficielle, nuit considérablement à leur prestige. Puisqu'ils redoutent les responsabilités et tiennent tant à être couverts, le peu de confiance qu'on avait en eux achève de s'évanouir.

D'autre part, lorsque les familles se sont imposées un lourd sacrifice, se sont saignées à blanc, pour être rassurées par le verbe solennel et la cravate blanche d'un spécialiste, dont le savoir est officiellement estampillé, elles appellent plus rarement leur conseiller habituel et ne le paient qu'à la dernière extrémité.

On n'a pas assez signalé cette influence fâcheuse sur le malaise général dont nous souffrons et il serait peut-être bon d'y insister, comme il serait juste de dire que si les magistrats condamnent généralement les petits médecins, lorsqu'ils sont en contestation avec leurs clients, c'est qu'ils ne songent qu'aux honoraires ultra-copieux des grands bénéficiaires.

C'est pour la même raison que nos législateurs, absorbés du reste par des soucis électoraux, prêtent une oreille si distraite aux revendications du corps médical.

Parce qu'il y a quelques centaines de médecins qui sont riches et vraiment favorisés, qu'on en parle toujours avec admiration et envie, ils se figurent volontiers que les autres, ceux dont on ne parle pas, ont la même chance et par conséquent ne méritent aucune sollicitude.

Tout cela était débité amèrement, *ab irato*, avec des tics nerveux ; mon interlocuteur n'avait pas tout son sang-froid en hululant avec irrévérence : Haro sur le baudet, sur le népotisme, le cumul, la fatuité, les hommes d'argent et de proie. J'ai dû le raisonner d'importance pour le calmer. Sous la douche de mes arguments, il a fini par comprendre qu'il était tout naturel que les burgraves, dont il se plaignait, ne se fussent pas seulement fendus de cent sous.

Raisonnablement, ils ne le peuvent ; ce serait bien plutôt aux résignés de la profession, aux manants du Paris sombre et des campagnes, qui après tout sont le nombre, à se cotiser pour prêter assistance et réconfort à ces ploutocrates anémiés, comme tous les gros rentiers, par la baisse du taux de l'intérêt, épuisés par les exigences du fisc, la ladrerie du client et même par des spéculations malencontreuses :

C'est le dernier repas des Girondins.

Il n'ont, en s'abordant, qu'un salut à s'offrir.
Le salut monacal : Frères ! il faut mourir !

C'est pour éveiller la commisération dans les cœurs que, sans y mettre de malice, je demande instamment à une plume autorisée de nous faire un tableau dramatique de leur infortune, d'inspirer enfin à notre fraternité apitoyée le souci des souffrances d'en haut.

A défaut d'un lamento tragique et de grande envergure, nous nous contenterons d'une complainte élégiaque, en mineur, d'une complainte à la mode ancienne, propre à faire haleter les âmes, capable d'attendrir les glandes lacrymales et les bourses les plus récalcitrantes.

L'orateur convaincu qui prêchera la croisade et parviendra à nous enflammer de son zèle fera vraiment preuve d'éloquence !

II

Une vertueuse jeune fille, irréprochable à tous les points de vue, a été ignominieusement violée par un domestique, ou une brute quelconque, qui, profitant de l'absence momentanée de témoins, a lâchement abusé de sa force. —

Pour éviter le scandale, le crime n'a pas été ébruité et on attend avec anxiété le résultat. Bientôt, il n'y a plus de doute possible ; la grossesse est certaine, et alors se pose devant la droiture du chef de famille, qui est accoucheur, le terrible problème qui suit : Puisque cela lui est si facile, n'a-t-il pas le droit de faire disparaître la preuve du déshonneur des siens ? — Sans doute, au point de vue de la loi, il ne le peut pas ; mais, au-dessus des lois conventionnelles, il y a une morale supérieure, qui ne saurait admettre que les innocents paient pour les coupables. — Comment, cette candide créature, si noble, si bien élevée, à qui tout souriait dans la vie, serait vilipendée, montrée au doigt, perdue à jamais pour la famille et la société ; il faudrait qu'elle expie, elle, l'innocente, la scélératesse d'un goujat en délire ; bien plus, qu'elle fût même exposée à donner le jour à quelque monstre moral ?

Cela, c'est inadmissible, et, dans une circonstance aussi terriblement exceptionnelle, le père désespéré me semble avoir assez douloureusement acquis l'autorisation d'effacer ce qui est encore effaçable, en supprimant le corps du délit.

— Qui oserait lui jeter la pierre ? Quel est le juré qui ne l'absoudrait pas, au moins intérieurement, si son intervention arrivait à être connue ?

III

Faire revivre les affres et les tortures morales d'un médecin, marié à une femme deve..ue manifestement tuberculeuse, lequel, par pitié, par devoir, n'ose pas se soustraire aux caresses de sa compagne. Il a peur de ses baisers, de la fougue de ses provocations, d'autant plus pressantes que sa froideur excite sa jalousie. Elle craint une rivale, alors que la mort seule les sépare et refroidit l'ardeur de son compagnon, autrefois plus..... communicatif.

L'instinct de la conservation remplace avantageusement les infusions vantées outre mesure de nénuphar ; les mâles les plus solides deviennent débiles, lorsque le chant de l'alouette peut coïncider avec le glas des trépassés.

Roméo lui-même n'oserait plus soupirer aujourd'hui sous le balcon de Juliette, si la peur du fameux bacille de Koch avait d'abord hanté son cerveau. Une nuit d'ivresse et la tombe ensuite, l'enjeu est terrible, et on comprend que les plus imprudents renoncent à conjuguer le verbe aimer.

IV

Décrire l'état d'âme d'un médecin timide, physiquement et moralement incapable d'énergie, se refusant à lutter, à batailler, avec ruse ou audace et, qui, toute sa vie, a été rabroué par son entourage.

Étant tout gamin, on le considérait comme moins bien doué que ses frères et sœurs ; c'était un grand dadais, que l'on rendait responsable de toutes les bêtises commises et qui payait toujours pour les autres.

Au collège, ce fut le bouc émissaire des maîtres et la victime résignée des élèves, à l'inconsciente cruauté. Les anciens condisciples continuèrent à le tourner en ridicule, dans les tables d'hôte et les brasseries du quartier latin. On trouvait qu'il n'ouvrait la bouche que pour dire des sottises. Il était malade à chacun de ses examens ; il répondait avec des hésitations enfantines, même lorsqu'il connaissait les réponses à faire aux questions qui lui étaient posées. Avec ce manque d'assurance et cette crainte de s'affirmer, on conçoit ses perplexités, lorsqu'au début de sa carrière il eût à porter un diagnostic, à formuler un traitement, à se prononcer nettement sur un cas pathologique pressant. Marié à une femme active et autoritaire, il dut plier sous le joug et devenir fatalement le satellite de sa moitié, dont les recommandations étaient des ordres pour lui. Il se faisait tout petit, se dissimulait, pour éviter les altercations conjugales et les réprimandes. L'âge qui émousse tout, même la volonté, le rendit encore plus timoré. Il se sentait amoindri tous les jours davantage et vit arriver presque avec satisfaction l'heure du repos éternel, qui nous délivre de toute responsabilité et de toute initiative.

Tout ce qui fut lui s'est fondu, neutralisé, est revenu au grand tout ; la pluie et le temps ont effacé jusqu'au nom modeste, gravé sur sa pierre tombale !

V

Je connais un pharmacien, jeune encore, qui a donné des signes de dérangement cérébral. Il a été obligé de vendre son officine et de se mettre au repos. — Il n'est pas assez malade pour être enfermé dans un asile. Comme il a déjà trois enfants, ses beaux-parents n'ont qu'une crainte, c'est qu'il en confectionne un quatrième. Aussi, ils ont tout employé pour l'empêcher de revoir sa femme ; ils n'appréhendent rien tant que le résultat d'une cohabitation, suivie neuf mois après de ses résultats habituels. — Ils se disent avec épouvante qu'un monstre pourrait bien résulter d'un entraînement irréfléchi de leur fille. — N'y aurait-il pas une étude psychologique curieuse à faire sur l'état d'esprit des divers membres de cette famille? — Si l'époux a cessé de convoiter sa femme et trouve ailleurs des compensations, il est probable qu'il ne doit pas en être de même de sa moitié, qui est moins bien que lui d'abord, et que son éducation empêche de chercher des dérivatifs. N'a-t-elle pas la nostalgie des caresses accoutumées ? — Les sens ne la poussent-ils pas impérieusement vers ce pauvre garçon, qui s'était dévoué aux siens jusqu'à sa catastrophe, tandis que sa raison et son entourage lui commandent la réserve et l'abstinence ?

Sa maladie mentale ne s'aggravera-t-elle pas si on le repousse sans cesse ? — D'autre part, la jalousie, qui ne perd jamais ses droits, lui fait redouter les aventures de son conjoint. Il peut guérir, et la loi l'a prévu, puisque, dans cet espoir, elle n'admet ni divorce, ni séparation de corps. — Leur union est donc brisée à jamais. Elle sera d'ailleurs toujours empoisonnée par la crainte d'une rechute, par l'appréhension d'une grossesse pouvant donner le jour à un déséquilibré, à un dément, sous une forme quelconque.

Et comme belle-maman, si fière de ses petits-enfants, a raison de redouter la venue d'un petit frère, qui ferait une si fâcheuse dissonance. — Que de cœurs troublés, pleins d'angoisse, sans aucun espoir en perspective ! — Ah ! comme elle est à plaindre, la pauvre bestiole humaine, au système nerveux si fragile, qui ne connaît de sa destinée que ce que les religions lui racontent.

VI

Une femme meurt subitement. Son mari qui l'adorait est dans le désespoir, ainsi que toute la famille. Survient au milieu de ce deuil poignant le médecin de l'état civil, qui trouve que cette mort n'est pas naturelle, qu'il faut s'assurer de la cause du décès. — Quelques potins de concierges ou de larbins du voisinage aidant, la police intervient, une autopsie est ordonnée.

N'est-ce pas abominable de penser qu'en pareille occurrence, on peut être à la merci d'un homme, d'un Socquet quelconque, que le corps de la femme aimée va être l'objet des inquisitions les plus intimes, de la part d'indifférents peu respectueux ? — Comment s'opposer à cette profanation ? — Le mari ne serait-il pas dans son droit strict en s'y opposant par tous les moyens en son pouvoir, même par la violence ? — Qui pourrait le condamner, au nom de l'équité et de la morale ? — Je n'ai pas dit de la justice, de la légalité, car, dans l'arsenal des lois, nos justiciers modernes qui ne lâchent pas facilement une proie, lorsqu'ils ont mis la main dessus, savent très bien trouver des considérants irréfutables, même pour atteindre les innocents.

A PROPOS DU MARIAGE

Au mois d'avril, parmi d'autres vœux formulés après une discussion approfondie, le congrès féministe, pour garantir les familles de l'horrible fléau des maladies contagieuses et héréditaires, a proposé que les futurs conjoints soient obligés de présenter à la mairie un certificat spécial de bonne santé.

Voilà une mesure qui, si elle arrivait à être mise en pratique, diminuerait singulièrement les risques de l'aventure nuptiale, surtout dans les villes, où l'on s'épouse généralement sans se connaître, ou du moins sans être fixé nettement sur les antécédents des futurs et leurs tares physiques.

Il y a longtemps que j'ai demandé, pour mon compte, qu'un certificat d'examen physique, fait de haut en bas, fût adjoint aux pièces exigées pour convoler en justes noces. Cette constatation n'aurait pas à passer sous les yeux des fonctionnaires, ou des municipalités, et serait simplement soumise aux intéressés, tout comme les inventaires et les renseignements fournis par les notaires ou les intermédiaires autorisés. — Cette expertise devrait avoir cent fois plus d'importance que celle du coffre-fort des beaux-parents, car il est autrement utile pour un épouseur de savoir si sa promise a des infirmités, des défectuosités de construction, d'échafaudage, des cicatrices strumeuses, si elle est prédisposée à la tuberculose, au cancer, etc., que de faire une addition méticuleuse des revenus et des titres de rentes qu'on annonce.

S'il voulait ensuite passer outre, il aurait été du moins prévenu et n'aurait pas à se plaindre, si de cruelles déceptions venaient ensuite porter atteinte au bonheur rêvé.

Les journalistes, toujours prestes à la critique, se sont empressés de déclarer que pareille proposition ne pouvait avoir été conçue que par des médecins égrillards, alléchés par la perspective d'un pareil conseil de révision.

C'est par de faciles plaisanteries qu'on empêche d'aboutir une foule de réformes analogues, ayant pour but de relever les constitutions et d'empêcher les fraudes, dans la perpé-

tration du plus important des actes civils. Avec
ça que le corps linéaire et sans accidents de
terrain de la plupart des jeunes filles est un
spectacle bien affriolant ! — Le médecin est
admis à des inspections d'ordre intime, bien
autrement aphrodisiaques, sans qu'il en soit
réellement troublé.

Du reste, croyez-vous que, dans presque
toutes les familles, le médecin habituel ne soit
pas déjà fixé, qu'il n'ait pas eu l'occasion de se
ivrer à des investigations précises, qui lui permettent de se prononcer en toute connaissance
de cause ?

Souvent, après avoir mis une fillette au monde,
il la suit avec sollicitude, dans toutes ses trans-
formations, préside à son développement, en
dirige les phases, cherche à étayer les points
faibles, et la prépare finalement aux épreuves
futures de sa vie sexuelle propre, c'est-à-dire de
la maternité pour laquelle elle est faite...

Il est peut-être déraisonnable de donner la
vie à des petits malheureux, comme le dit avec
tant de résignation Sylvestre Bonnard (d'Anatole
France) à sa cuisinière Thérèse : « Mais cela se
fait journellement, et tous les philosophes du

monde ne parviendront pas à réformer cette sotte coutume. » — « Ils avaient bien besoin d'avoir un enfant, dit-on généralement, en parlant des ménages peu fortunés. » — « Ils n'en avaient sans doute nul besoin, répondrai-je encore avec le grand penseur déjà nommé, mais la nature voulait qu'ils en fissent un ; elle les a fait tomber dans son piège. Il faut une prudence exemplaire pour déjouer les ruses de la nature. Plaignons-les et ne les blâmons pas ! »

. . . .

. . . .

La réforme que je réclame est donc souhaitable, et, en attendant qu'elle ait force de loi ou qu'elle soit acceptée par les familles, il serait bien désirable que les médecins commencent par en faire l'application, pour leur propre compte, ou du moins qu'ils mettent de leur côté, dans le choix de leur compagne, toutes les chances possibles de santé et d'équilibre.

La convoitise est mauvaise conseillère et les jeunes gens, dans la fièvre de leurs insomnies, ont grand tort d'aspirer surtout après la bienheureuse rencontre, dispensatrice de la fortune, plutôt que de la tendresse. Les rapports trop intimes de l'amour et de l'argent m'ont toujours choqué. Les portefeuilles suppriment de plus en plus le mystère des boudoirs.

Si on ne voit guère de prince épouser des bergères, on voit en revanche trop de beaux muguets à l'affût des porte-monnaie :

> J'ai vu, sur les autels, le pudique hyménée
> Joindre une sèche main de prude surannée
> A la main sans pudeur d'un roué de vingt ans!

On ferme les yeux sur les considérations d'esthétique, de constitution, et l'on épouse un magot à cause de son magot. Même riche, on veut que le mariage soit une nouvelle source de richesse.

Les nouveaux médecins sont stupéfiants, à ce point de vue ; ils ont des prétentions exorbitantes ; j'en ai entendu des tas dire bien haut : Moi, je ne me marierai pas, à moins que je ne trouve une femme qui apporte au moins trois cent mille francs de dot. — On dirait vraiment que les millions courent les rues et qu'il n'y a qu'à se baisser pour en ramasser.

Ah ! ils sont pratiques nos cadets et la perspective de corvées conjugales peu tentantes, avec une poupée sans cœur ni sens, d'une indigence plastique à déconcerter la grande tragédienne elle-même, ne les épouvante pas. Avant tout, ils veulent être matériellement rassurés sur leur lendemain. On épouse d'abord la dot, la femme ensuite ; on se préoccupe de l'âge des parents et de la perspective plus ou moins prochaine d'un héritage ; on se livre à une vérification de solvabilité, analogue à celle d'un banquier avant d'ouvrir un crédit, et cette vérification pécuniaire est trop souvent la seule préoccupation importante dont on se soucie. Au mariage d'estime d'autrefois a succédé le mariage d'estimation, ce qui permet de conclure que si les temps sont changés, ce n'est pas à leur avantage.

Ah ! mes gaillards ne songent nullement à avoir des coffrets pleins d'or vierge pour les offrir à une Princesse de Bagdad, ou plus simplement pour épouser un minois qui leur plaise. Leur esprit pratique, tourné avec convoitise vers le pays des dollars, songe surtout à ces riches héritières, qui ne songent de leur côté qu'à choisir dans l'armorial de tous les pays, qu'à pouvoir orner d'écussons leurs vêtements et leurs vases les plus intimes.

On dit généralement que quelqu'un a fait un beau mariage quand il a épousé une personne très riche. (Cette union des coffres-forts ne constitue pas une alliance, mais un alliage.) — Il semble qu'il n'y ait que cela en cause ; mais un beau mariage ainsi compris, a-t-on écrit avant moi, est souvent le contraire d'un bon, parce qu'il éblouit et qu'en conséquence il aveugle.

On commence sans se connaître ; mais plus tard on se connaît trop, beaucoup trop, et l'idole a souvent des pieds d'argile.

De pareils marchés sont une infamie ; ils sont suivis de déceptions cruelles et expliquent la corruption croissante des mœurs.

Un mariage contracté dans de pareilles conditions ne peut réunir que de loin en loin, près d'un foyer sans chaleur, la politesse de deux indifférences ; il est toujours suivi d'une vie libre, affranchie et dissipée.

Il vaut infiniment mieux suivre le conseil du papa des Grieux à son fils, dans *Manon*, l'opéra de Massenet :

> Épouse quelque brave fille,
> Digne de nous, digne de toi !

Voilà le trésor qu'il faut convoiter ; on a tout à y gagner...

BONS EXEMPLES ET EXTRAITS RÉCONFORTANTS

Je voudrais que, dans chaque numéro du *Concours*, il y eût une courte rubrique, consacrée à rappeler les hauts faits du corps médical, ou à signaler les actes de dévouement exceptionnels.

Ce sont des titres de gloire, des parchemins de noblesse, qu'il est bon d'exhiber, non par vaine ostentation, mais pour provoquer la salutaire contagion du bon exemple et pour opposer la vérité aux propos malveillants, aux calomnies salissantes, dont nos dissentiments fournissent tant de prétextes au public.

Les annales du passé peuvent fournir d'inépuisables documents ; mais il n'y a pas de jour qui ne soit marqué par quelque œuvre pie; leurs auteurs se dissimulent discrètement et font spontanément le plus de bien possible, sans se préoccuper de la publicité qui pourra être donnée à leurs actes. Mais ce qu'ils ne font pas, d'autres pourraient le tenter. Le directeur du *Concours* s'empresserait de faire bon accueil à toutes les communications, qui lui seraient adressées, dans cet ordre d'idées. Ne craignez pas, mes chers confrères, de dénoncer les vaillants et les bons, d'appeler l'admiration sur leur nom ; cela vaudra bien mieux que de se débiner mutuellement et de colporter des potins puérils, au grand détriment de notre prestige.

Au dernier banquet du centenaire de la Société de médecine de Paris, M. Viger fit battre tous les cœurs, en faisant un éloge enthousiaste des médecins militaires, durant la cruelle campagne de Madagascar. Plus d'un dur à cuire, affectant d'habitude des allures d'insensibilité (elle est plus à la surface qu'au fond), sentit ce soir-là une larme perler au bord de ses paupières, en entendant décerner un brevet d'héroïsme à de braves majors qui ensevelissaient eux-mêmes nos pauvres soldats, lorsque tout leur art ou tout leur dévouement étaient restés inutiles... Ce sont des émotions saines qu'on ne saurait trop entretenir ; elles relèvent et encouragent. Il est même bon de les faire partager aux gens du monde, devenus si injustes, si soupçonneux : « Tous, lisait-on dans le *Gaulois* du 10 février, nous sommes redevables à un médecin du salut de quelqu'un des nôtres, de la prolongation d'une existence précieuse, tout au moins d'une agonie faite plus douce. Le corps médical tout entier est couvert par de telles remémorances. N'oublions jamais le bien qu'ils nous ont pu faire. »

En attendant que le livre d'or de nos hauts faits soit commencé dans ce journal, avec la collaboration de tous, qu'il me soit permis d'y suppléer en faisant de la sérothérapie morale, en donnant quelques extraits vraiment toniques.

Voici d'abord une fort belle page du docteur Cassine, de Saint-Quentin :

« C'est par l'influence médicale qu'une part des vérités scientifiques et morales pénétrera de plus en plus dans la conscience humaine. Le médecin d'à présent s'est placé tout en haut de notre échelle sociale, en un rang qu'il mérite, parce qu'il est un éducateur et l'un des dirigeants actifs de notre civilisation. La médecine n'est pas une carrière banale, un métier ; c'est un art, une vocation, un sacerdoce.

« Le médecin doit avoir une honnêteté scrupuleuse, qui lui fait peser chacun des actes de sa vie. Exerçant la plus noble des professions, il a la conscience plus délicate que les gens du monde; il relève d'une loi morale plus haute que la morale ordinaire. La médecine est moralement et intellectuellement une bonne école; sévère et rude, mais fortifiante. Difficile d'accès, d'exercice pénible, de succès problématique, elle comporte néanmoins des joies profondes, que seuls peuvent goûter ceux qui l'aiment : la satisfaction de l'amour-propre, la douceur de la renommée, le contentement du devoir accompli, la certitude d'être utile. Notre profession n'est pas une industrie fondée sur les souffrances humaines, mais une magistrature conservatrice des vérités destinées à sauvegarder la santé, ce bien précieux entre tous. Le médecin, au cœur noble et élevé, plane sans cesse au-dessus des vulgarités quotidiennes. Il joue le rôle le plus élevé qu'il soit donné à un homme de remplir; il guérit ou il console par la science ou par la charité. » (Le médecin dans la Société actuelle.)

. . . .

D'après Fissinger, le médecin, digne de ce nom, doit être un homme universel : la conviction de l'apôtre, le cœur de saint Vincent de

Paul, la volonté de Napoléon, la patience d'un confesseur, le dilettantisme d'un artiste, la compréhension philosophique d'un Taine, le tact exquis de la Parisienne; il lui faut cela au médecin, sans compter une instruction solide, une éducation soignée et les vertus de la vie privée, qui servent de base à tout le reste.

. . . .

Dans un de ses articles, Alexandre Hepp a montré le médecin dans son action toujours grandissante, tenant en sa main l'honneur, le secret, le mécanisme de la famille, mêlé insensiblement à ses délibérations et prenant, de la sorte implanté, par la force de nos misères et de nos épouvantes, quelque chose de l'autorité ancienne du confesseur :

« L'observateur pourrait étudier en lui le véritable maître du temps. Il apparaît dans les infiniment petits, jusque dans ceux de la mode, en même temps que sa voix commence à s'élever souverainement dans le prétoire de la justice ; non seulement, il s'efforce de nous faire autant que possible vivre en bonne harmonie avec les exigences de notre condition humaine, mais la chaleur de son enquête et de son savoir, l'intrépidité de son dévouement, vont jusqu'à le porter à essayer le bouleversement et la réforme de cette condition.

« Certes, une telle entreprise n'est pas sans grandeur, et arrête sur les lèvres la plaisanterie classique ; le spectacle de cet homme qui, dans un recoin d'hôpital ou de clinique, fouille le tréfond de notre mystère, de ses mains s'attaque à l'œuvre de la création, prétend l'interpréter, la reviser, la simplifier selon son entendement, encore qu'il offre un aspect de profanation, représente ce je ne sais quoi qui satisfait notre idéal d'orgueil.

« Et il faut admirer cette lutte, pièce à pièce, avec l'affranchissement d'esprit, le progrès de conscience qu'elle représente. »

. . . .

C'est en s'inspirant de pensées analogues, que M. H. Leroux a pu dire ce qui suit :

« La médecine d'aujourd'hui est le carrefour de toutes les sciences. Par l'hygiène, elle touche à la politique, par les dernières recherches physiologiques, elle confine à la philosophie ; par la pitié qu'elle suppose pour la souffrance humaine, elle devient une religion. En voilà plus qu'il n'en faut pour expliquer tant de vocations qui se déclarent aujourd'hui chez des gens du monde, jusque sur des trônes. Ce serait une besogne impie que de chercher à les décourager. Le rêve de soulager les hommes, de vivre en contact avec la douleur, est une des beautés morales qui resplendissent avec le plus d'éclat sur la face de cette génération. »

*
* *

Après avoir lu ce qui précède, on se sent plus à l'aise et mieux armé pour parler de la campagne violente, qui a été menée contre nous, d'abord par l'*Autorité* et ensuite par presque tous les journaux. — On serait autorisé à croire que M. de Cassagnac, en traitant avec insistance les chirurgiens de charognards, s'est trop souvenu qu'il avait eu pour concurrent politique un membre de l'Institut, dont le désintéressement est cependant exemplaire. On pourrait encore supposer qu'il a dû trouver trop élevée quelque note d'honoraires le concernant, lui ou les siens. Ces messieurs de la presse, n'aimant pas à payer, sont tout étonnés lorsqu'on les traite comme le commun des mortels. — Lorsqu'il aura retrouvé son sang-froid et mis un terme à son courroux, j'espère que le fougueux écrivain consentira à plaider la cause du médecin intègre. — Pour cela, il n'aura qu'à raconter combien de clients abusent de sa bonne foi, de son dévouement, de son abnégation; il dira combien de malades, après guérison, quittent leur appartement sans laisser leur adresse; il publiera la liste nombreuse de tous ceux qui, sans honte, invoquent la prescription pour ne pas reconnaître les soins reçus; il apitoiera enfin les cœurs des clients sur ces vétérans morts de misère, qui auraient pu vivre de leurs rentes avec le produit des notes impayées.

Les injures ont recommencé à pleuvoir avec l'affaire Thomson. On n'a pas manqué de faire de lourdes plaisanteries sur les dames, qui, n'ayant pas fait à temps le sacrifice de leurs ovaires, viennent plus tard solliciter de la science un allégement à leurs remords et se livrer à des manœuvres de la dernière heure : « C'est par la petite aiguille de Pravaz que l'on commence, écrivait récemment un journaliste, et par la grande aiguille à tricoter que l'on finit. Cours, mon aiguille, chante le praticien sur un air connu. Au temps jadis, cela se faisait mystérieusement ; aujourd'hui, les opérateurs ont une clinique, peut-être bientôt des instituts de quartiers comme les dentistes. Au Louvre abortif! quelle jolie enseigne! »

Vraiment, cela n'est pas juste. — A ce compte, pourquoi ne pas accuser l'armée de ne se composer que de traîtres, puisqu'elle a compté Bazaine et Dreyfus dans ses rangs? — Il y a eu de tout temps des écrivains, des magistrats, des prêtres, etc., qui ont été pris en flagrant délit, qui ont été reconnus coupables de méfaits graves, sans que pour cela l'honneur de leur corporation en ait été terni. Les fautes individuelles ne doivent flétrir que le malfaiteur, c'est élémentaire. C'est ce que dit le sage Cléante à Orgon, désespéré par la perfidie de Tartuffe :

> Quoi! parce qu'un fripon vous dupe avec audace,
> Sous le pompeux éclat d'une austère grimace,
> Vous voulez que partout on soit fait comme lui.
> . . . .
> Laissez aux libertins ces sottes conséquences.

Laissez, dirai-je à mon tour, les voix d'en bas s'enfler péniblement et inutilement contre les voix d'en haut. On trouve que le médecin tient trop de place dans notre société actuelle et on

voudrait l'amoindrir, faute de pouvoir le sup-
primer ; mais la lime est résistante, et les
serpents s'y blesseront, avant de l'entamer.

. . . .

. . . .

En terminant, je veux faire une courte allusion à un discours de mariage, que j'entendis
au temple de l'Oratoire. Un médecin épousait la
fille d'un autre médecin, et les confrères étaient
nombreux dans l'assistance. Le pasteur profita
avec beaucoup d'à-propos de cette circonstance
pour développer cette thèse que, lorsqu'on exerce
notre profession, on a beau avoir des idées maté-
rialistes, impies, athées, on reste religieux
quand même, du fait même de cette pratique :
Quand même vous ne le voudriez pas, disait-il,
vous faites œuvre pie, œuvre divine, en apportant du bonheur et de l'espérance dans les foyers
désolés de vos clients. — Les médications sont
parfois infidèles, infructueuses, mais une parole
de consolation, de sympathie, est toujours utile.
Elle empêche que le malade ait conscience de
l'affreuse vérité ; lorsque son existence est grave-
ment compromise, elle lui permet même de se
raccrocher à la vie et, par un effort suprême, de

reprendre le dessus, de juguler définitivement les influences morbides qui l'opprimaient : *Elle n'a pas voulu mourir*, s'écriait un de nos maîtres, en voyant renaître en quelque sorte une mère de famille qu'il considérait comme perdue. On ne saurait méconnaître l'action heureuse du moral sur le physique. Sauf les cas extrêmement graves, je suis convaincu que dans bien des circonstances, nous pouvons suggestionner les moribonds, soit pour les aider à franchir d'une façon moins désespérée le sombre passage, soit pour leur imprimer une impulsion salutaire, qui les relève de leur torpeur et les conserve à leur entourage. Si, à un certain âge, on ne saurait plus être heureux que par le bonheur des autres, il faut avouer que les médecins occupés ont de bien nombreuses occasions d'éprouver la satisfaction intime de semer de la joie autour d'eux. Cela console de bien des déceptions.

———

UN CHAPITRE INÉDIT DU *DIABLE BOITEUX*

Vous avez lu, très probablement, le *Diable boiteux*, de Lesage, et vous avez pu constater que les médecins et les apothicaires n'y sont pas trop maltraités. C'est à peine si l'on pourrait s'offusquer du passage où il est question de la double ordonnance, qui devrait défendre de payer les médecins quand ils ne guérissent pas leurs malades, et de celle qui les obligerait à mener le deuil, à l'enterrement des clients morts entre leurs mains.

Cette plaisanterie n'est pas bien acerbe, après tout, pas plus que le récit de la ruse de cet Esculape biscayen, qui voulait épouser une riche veuve et se faisait relancer par un fripon de valet, chaque fois qu'il était chez elle, pour quelle pût croire que des personnes de qualité le faisaient demander.

L'auteur avait cependant consacré quelques pages assez malignes à nos confrères espagnols, mais il les avait supprimées ultérieurement (les pages, pas les confrères) par sentiment des convenances, par gratitude, quoique Asmodée, du haut de la tour de San-Salvador, eût fait entrevoir à don Cléophas pas mal de ridicules et de travers, bons à fustiger.

Or, ce dernier n'avait pas eu à se louer de ses relations avec dona Thomasa ; il avait contracté entre ses bras une cuisante maladie, qui avait été traitée avec succès par un spécialiste de Grenade. Le jeune Zambullo avait le cœur reconnaissant ; il ne voulut pas que ce qu'il avait noté sur les collègues de son sauveur fût publié.

Un hasard heureux a fait tomber entre mes mains ce petit pamphlet, dont je n'ai aucune raison pour mon compte de dissimuler la traduction.

Je vous rappelle que le spectacle a lieu dans le pays des castagnettes ; ce sont les intérieurs des demeures madrilènes qu'on aperçoit et non ceux de Paris. Épigrammes et railleries ne sauraient, par conséquent, viser des personnes actuellement vivantes.

Pas de confusion, n'est-ce pas, et n'allez pas voir des allusions à ce qui se passe aujourd'hui, dans ce miroir de la corporation de 1707. C'est

Asmodée, qui, après avoir enlevé, d'un revers de main, tous les toits de la ville, a montré à nu, à l'écolier d'Alcala, les faiblesses, les faux-semblants et le dessous des cartes de cette époque lointaine. C'est lui seul qui critique et fait des satires, ne vous trompez pas, lui seul qui a déchiré le voile que certains s'efforcent d'étendre sur leurs actions et soulevé les masques des hypocrites.

Ces réserves faites, voici le texte, bien jauni par le temps, que j'ai recopié à votre intention :

« Observons d'abord dans cette maison, à main droite, ce célèbre professeur qui travaille à un grand ouvrage, destiné à transmettre son nom à la postérité. Comment se fait-il que son traité soit fait de diverses écritures et qu'il n'y ait que quelques rares notes de lui ? — C'est que ce sont ses élèves et ses thuriféraires habituels qui ont travaillé et compulsé pour lui ; mais, soyez tranquille, il saura reconnaître leur bonne volonté, en poussant à son tour ceux qui ont commencé par faire la courte échelle en sa faveur.......

....

« Il faut que je vous montre, par opposition, un pauvre diable, hâve et maigre, qui, à cette heure avancée de la nuit, est encore absorbé par les bouquins et les expériences. — Ah! celui-là n'a que ce qu'il mérite, malgré sa grande valeur et la somme fabuleuse de travail qu'il ne cesse de fournir. C'est un indépendant, qui ne fait partie d'aucune de ces petites chapelles où on s'encense à tour de rôle. — Il a la prétention de garder pour lui ses travaux, ses expériences, et est trop fier pour accepter de marcher, en serre-file, derrière un tas d'habiles intrigants, qui ne le valent pas, Ceux-ci, avec leur servilité, arriveront certainement, avant lui, aux honneurs et à la fortune, et ce sera bien fait...........

....

« Ah! pour le coup, démon de la luxure, voilà un de vos fidèles serviteurs, ce petit homme rougeaud, qui se passe la langue sur les lèvres avec gourmandise, en palpant un peu partout cette grosse fille, aux appâts rebondis, qui n'a pourtant qu'un simple mal de gorge. — Est-ce que cet examen méticuleux et général est bien utile? —Mais probablement, jeune homme, sans cela..

....

« Je serais curieux de connaître la cause de l'indignation de ce Diafoirus, qui commente, au lit d'un malade et devant la famille assemblée, une ordonnance qui n'a pas été faite par lui. Il faut croire, à ses gestes, que le signataire n'était pas à la hauteur de sa tâche et qu'il a dû faire de bien singulières prescriptions. Aussi, on l'a congédié sans hésiter et on l'a remplacé par son concurrent qui est bien plus compétent que son prédécesseur pour la maladie en question, du moins à ce qu'il affirme. C'est à souhaiter pour le moribond..............................

....

« — Ah ! Ah ! voilà un joli lot d'habits et de cravates blanches, dans cette hostellerie à la mode. L'atmosphère est saturée de nicotine et l'animation des convives prouve qu'ils ont bien dîné. Leur béatitude digestive pourrait comporter, par exemple, un peu plus de charité pour les absents. Ces langues déchaînées s'en donnent sans pitié à débiner le prochain ; morbleu, quels coups de becs et de dents. — On dirait des stylets.

« Si ceux qui sont visés y résistent, c'est que leur honorabilité reposera sur un roc inébranlable et inaccessible. — C'est une réédition du *Roman chez la portière*, ou plutôt cela rappelle les mœurs politiques des démocraties envieuses et méfiantes, où la calomnie et le soupçon sont si facilement accueillis. — Les hommes publics, tout comme des médecins, en se montrant si prompts à suspecter la droiture de leurs collègues, sous le couvert du puritanisme et de la déontologie, croient sans doute se tailler ainsi une auréole, une réputation d'intégrité. — C'est l'histoire des femmes qui furent jadis plus que légères et qui n'ont qu'un regret, celui de ne pouvoir plus jeter leur bonnet par-dessus les moulins. — Il n'y en a pas de plus impitoyables pour les peccadilles de leurs voisines. Elles se rappellent que le Nazaréen a dit « que celui qui n'a rien à se reprocher lui jette la première pierre » et elles s'empressent de lapider l'imprudente qui s'est laissé conter fleurette, ou en a eu l'air, pour faire croire à leur vertu. — Elles ont eu tant de bontés, jadis, pour leur prochain, qu'elles se croient autorisées à s'en dédommager sur leurs prochaines...........

....

« Attendez, seigneur Asmodée, interrompit brusquement don Cléophas, je ne veux pas laisser passer ce carrosse, sans vous demander ce qu'il y a dedans.

« Chut! dit le boiteux en baissant la voix, comme

s'il eut craint d'être entendu. C'est un grave professeur qui va s'égayer chez une aventurière aragonaise, dévouée à ses plaisirs, en compagnie des petites amies de ses disciples. Pour n'être pas reconnu, il a pris la même précaution que Caligula, qui revêtait un déguisement en pareille occasion.

« Et, pendant ce temps, un autre membre de l'Institut royal fait la cour à sa femme et la comble de présents. Il est tellement son protecteur, son confident, qu'il ne peut le devenir davantage. La dame est atteinte de la folie des grandeurs et fait des dépenses disproportionnées à sa situation ; elle porte des diamants de valeur, qu'elle fait passer pour des imitations, à son naïf époux, lequel n'y voit que du feu, ou n'en sait pas distinguer les feux.

« Il faut être en Espagne pour être témoin de pareilles perfidies ; je suis bien sûr qu'à Paris, il n'y a rien de pareil.

. . . .

« Revenons au tableau que je voulais offrir à vos regards, lorsque vous m'avez interrompu. Regardez cette maison où l'on pleure et cette autre où l'on rit, ce qui prouve une fois de plus

que tout se balance et se compense, que ce qui
fait le malheur des uns fait le bonheur des autres.
Dans l'une de ces demeures, vient de mourir
l'illustre médecin de la cour et de la noblesse,
et les siens se désolent de sa perte prématurée.
— Là-bas, au contraire, cette scène joyeuse se
passe chez celui qui va hériter de ses titres et
charges. Aussi, il s'apprête à rédiger en son honneur une oraison funèbre extrêmement élogieuse,
bien différente de ce qu'il disait et pensait de lui
de son vivant.

« Il fera même paraître un pompeux article né-
crologique, où il le gratifiera des plus hautes vertus. De la sorte, le défunt sera enseveli sous le discours verni, soyeux, de son successeur et sous
le plomb massif de la Gazette hippocratique, de
même qu'on place dans un double cercueil les
cadavres de distinction.

« — Tout ne sera évidemment pas rose dans les
attributions de son successeur. Les quémandeurs
et les recommandations affluent déjà chez lui.

« — C'est que les choses ne se passent pas ici
comme ailleurs ; les Mangin de la science ne
peuvent pas monter au Capitole sans l'agrément
et le visa de quelques mandarins. — Pour avoir

le moindre titre ronflant, pour avoir le droit de se parer d'une étiquette que les autres médecins ne possèdent pas, il ne suffit pas d'avoir du talent et de subir convenablement les épreuves imposées aux candidats, il faut encore avoir des aboutissants dans la place, être protégé par de bons et honnêtes juges, disposés à faire pencher la balance du côté de leurs créatures. — Vous ne vous doutez pas de ce qu'il faut intriguer, faire agir d'influences, pour gravir quelques échelons, écrémer les postes rémunérateurs et honorifiques.

« — Encore une fois, ce n'est pas en France, où on est indépendant, qu'on ferait de pareilles courbettes, qu'on se prêterait à de telles capitulations ; on ne s'y prosterne pas aussi platement devant les galonnés de l'enseignement officiel, parce que ceux-ci n'acceptent pas de mot d'ordre, ne se prêtent pas au favoritisme, à la partialité, dans leurs classements.

« — Mais voici le jour qui se lève ; nous devons nous quitter, sans nous occuper davantage de la plupart de ces originaux, qui ne sont pas sans copies. J'aperçois de toutes parts des hommes qui s'habillent et qui vont se donner bien du mouvement et de la peine, pour tirer profit du petit

espace qui s'écoule entre le matin et le soir :
combien de projets formés cette nuit vont s'exécuter ou s'évanouir en ce jour! — Que de
démarches, l'intérêt, l'amour et l'ambition vont
faire faire! — Ah! pauvres terriens, je ne vous
envie pas. »

. . . .

Je ne terminerai pas sans déclarer qu'en
donnant cet extrait, j'ai d'avance prévu qu'on en
suspecterait l'authenticité ; mais j'ai toute confiance en l'expert qui me l'a cédé au poids de l'or
et je suis tout disposé à donner son adresse aux
incrédules.

MÉDECINS ET PHARMACIENS

Un très aimable pharmacien, M. F..., membre de la Chambre de discipline des pharmaciens de la Seine, etc., m'a invité à plusieurs reprises à le seconder dans une tâche qui lui est chère : rétablir la bonne harmonie entre médecins et pharmaciens. « La médecine et la pharmacie, ces deux sœurs, doivent-elles toujours vivre en sœurs ennemies, m'écrivait-il récemment.

« Voulez-vous bien nous seconder en faisant appel à tous les hommes de bonne volonté, pour renvoyer aux Anglais et aux Américains leur odieuse maxime : « La lutte pour la vie. » Il ne nous appartient, à nous, que de lutter en bons et vaillants alliés contre la maladie et contre la mort. Ne sommes nous pas capables de rendre, à ce beau nom de confrère, son sens vrai, en faisant triompher la divine maxime : Aimez-vous les uns les autres. »

Comme opposition aux sentiments de conciliation qui précèdent, un journal de médecine vient de publier l'entrefilet suivant, qui dénonce d'emblée un des griefs les plus habituels qu'on reproche aux pharmaciens.

« Dédié aux spécialistes millionnaires de la pharmacie (pour leur rappeler l'humilité de leurs origines et rabattre un peu leur orgueil) :

« Dans une fine étude sur les *Apothicaires au XVIIe siècle*, l'auteur nous dépeint l'officine de ces ancêtres de nos pharmaciens, celle de Glazer, en particulier, « à la Rose rouge », avec la minutie comique et consciencieuse d'un maître hollandais ; il nous raconte les luttes entre apothicaires et médecins. Ces derniers n'étaient pas tendres. Exemple : « Tout apothicaire qui délivrait un médicament, sans ordonnance d'un médecin, était condamné à la perte d'une oreille. » On se demande par quelle autre amputation eussent été châtiés les crimes pharmaceutiques plus graves, la consultation « gratuite » par exemple ? »

In caudâ venenum. — Voilà évidemment une façon d'empiéter sur les attributions du médecin, qui est cause de bien des querelles et des difficultés.

Je suis arrivé à un âge où on est devenu forcément, du fait même de l'expérience de la vie, conciliant et tolérant. Je suis donc partisan de l'entente la plus complète entre médecins et pharmaciens ; je serais enchanté de les voir marcher unis, la main dans la main, pour le plus grand bien de leurs semblables et même de leurs intérêts matériels, qu'il n'est pas possible de négliger, lorsqu'on a de la famille, des enfants, lorsqu'on veut assurer le repos de ses vieux jours.

— L'avenir est peu rassurant pour tous les contribuables français et on ne saurait qu'approuver ceux qui, sans rien exagérer, ont un louable souci du lendemain.

Mais, franchement, au point de vue de la pacification des esprits, les pharmaciens peuvent faire encore plus que moi, en se renfermant strictement dans leur attributions propres, en n'empiétant pas d'une façon excessive sur le rôle du médecin, en ne se figurant pas et en ne disant pas qu'ils en savent autant que lui, en ne poussant pas trop loin l'instinct mercantile. — Un trop grand nombre ne sont guère plus relevés que de vulgaires épiciers ; la recette est l'objectif unique de leurs aspirations ; il s'agit d'emplir la caisse avant tout et par tous les moyens, de

faire des affaires, de lancer une spécialité fruc-
tueuse, et de jouer de la grosse caisse avec
emphase et tumulte, pour arriver à empocher
la forte somme. Hélas! que le Pérou entrevu est
parfois loin!...

Cette rapacité, cet envahissement des mœurs
commerciales, paraîtront toujours odieux aux
médecins, qui en voient les ficelles de trop près.
— Parmi ces derniers, il y a aussi des âmes
vénales, trop préoccupées de battre monnaie;
mais ce ne sont pas les plus estimables, et la
grande majorité, comme une notable portion des
pharmaciens les plus instruits et les plus honorables, déplorent ce mercantilisme, cette hâte
fiévreuse de s'enrichir, de lancer *quelque chose*
qui fasse prime et rapporte de gros revenus. Les
limites d'une ambition raisonnable sont franchies
sans vergogne, et avec la fièvre d'agiotage qui
s'est emparée de nos contemporains, on se
demande avec une certaine inquiétude où s'arrêtera la boulimie pharmaceutique.

Il y a évidemment là des ambitions à réprimer
et il me semble qu'on devrait plus facilement pardonner à quelques pauvres diables des quartiers
excentriques, qui se laissent entraîner à donner

des conseils médicaux, qu'on vient leur demander
avec instance et qu'on ne réclamerait pas à un
médecin, s'il fallait les payer, que de fermer les
yeux sur les entreprises à gros capitaux, destinées à favoriser le lancement d'un produit, aussi
bien que les installations fastueuses et à prix
réduits, qui tendent à couler tous les autres concurrents d'un quartier. — C'est la lutte pour la
vie, c'est la concurrence, me dira-t-on ; c'est le
droit du plus fort et du plus habile d'écraser ses
rivaux sans merci. — Oui, je sais bien que la
chose se fait couramment dans d'autres corpora-
tions ; c'est la spéculation impitoyable, ce qui a
permis de dire : « Le commerce c'est le vol, »
axiome beaucoup plus vrai, plus précis, que la
dangereuse affirmation de Proudhon : « La propriété c'est le vol. »

Mais c'est précisément parce que la pharmacie
est d'essence plus noble qu'elle devrait moins trafiquer, être moins préoccupée de battre monnaie,
moins abuser des assurances mensongères de la
publicité. Assez de réclames ruineuses et de spécialités encombrantes. — On veut marcher sur
les traces des veinards qui ont gagné le gros
numéro à la loterie ; mais ce ne sont pas les meil-

leurs modèles ; il y en a d'autres qui méritent plus d'estime et de considération, et avec lesquels les médecins sympathiseront toujours. Ce sont les laborieux et les modérés, qui, sans renoncer à voir leurs travaux convenablement rémunérés, cherchent surtout à arriver à la notoriété, à la fortune, en faisant des découvertes utiles, en préparant des médicaments irréprochables, en ne négligeant rien pour mériter l'estime et la confiance. — Ils réussissent peut-être moins vite que les banquistes audacieux, dont je parlais tout à l'heure ; mais leurs succès sont de meilleur aloi et ne sauraient causer d'ombrage à personne. C'est le fruit de leur mérite personnel, de leurs veilles prolongées, et il est tout naturel que chacun leur rende justice, sans arrière-pensée.

C'est une bonne fortune pour un médecin d'être secondé par un pareil collaborateur, de pouvoir le recommander à l'occasion, de s'en rapporter à lui, avec la certitude que ses prescriptions seront bien exécutées, qu'il n'y aura pas de substitution, ni d'erreur de posologie.

Dans de telles conditions, les froissements et les difficultés deviennent impossibles ; on s'apprécie réciproquement, et on ne cherche plus à se décrier ; le médecin ne regarde plus dédaigneusement son voisin et ne cherche nullement à le critiquer, à l'amoindrir. — Car, il faut bien le reconnaître, il y a des médecins qui le prennent d'un peu haut avec certains pharmaciens et qui sont trop prompts à manquer de courtoisie et de déférence. Ce n'est pas toujours juste. Parce que le pharmacien a besoin de nous, que nos ordonnances le font vivre, ce n'est pas une raison pour le lui faire sentir, pour exiger de sa part des courbettes et une flagornerie, peu compatibles avec une dignité qui se respecte, avec un amour-propre tant soit peu chatouilleux.

Il y a plus de mérite à se montrer serviable avec bonne grâce, en se contentant des égards et de la gratitude sans emphase, qui président aux relations des gens tant soit peu éduqués. La solution la plus simple pour résoudre au mieux la question qui nous occupe est l'application stricte de la fameuse devise : « Ne faites pas à autrui ce que vous ne voudriez pas qu'on vous fît à vous-même. »

Avec son observance stricte, tout s'aplanit, tout conflit disparaît ; la paix règne en souveraine dans notre milieu et ses regards indulgents viennent illuminer les recoins les plus sombres, dissiper les nuages les plus menaçants. — Les torts sont souvent réciproques et on les aggrave par entêtement, par un sentiment de fierté mal comprise, où personne ne veut faire d'avances et se complaît à grossir des offenses insignifiantes. — Ah! que la vie serait donc bonne, si on ne la gâtait pas, si on ne la compliquait pas par des exigences et une nervosité déplacées, hors de proportion. Je forme des vœux pour que dans les deux camps on le comprenne enfin, et que l'harmonie y règne à l'avenir d'une façon aussi cordiale que durable.

CONGÉ NÉCESSAIRE

> Deus nobis hæc otia fecit.
> (*Bucoliques*).

Un grand nombre de médecins, surtout les emmurés de Paris, la capitale poussiéreuse et torride par excellence, ont pris la bonne habitude de s'octroyer des vacances annuelles. Dès les premières chaleurs, ils ont la nostalgie des grands horizons et des vagues lactescentes. Il n'y a que les jeunes, nouvellement installés, qui, pour divers motifs faciles à comprendre et tout en soupirant après la fraîcheur des plages et des grottes, restent attachés à la glèbe.

Des considérations majeures de budget, par exemple, peuvent expliquer cette abstention ; mais lorsque nos cadets n'ont pas à compter, je ne saurais trop les engager à déposer eux-mêmes le harnais et à changer de milieu. Ce n'est pas assez de s'évader par la pensée vers des Icaries ignorées, de se figurer, aux heures brûlantes, qu'on est devenu le compagnon des algues et des coquillages, ou d'envier le sort des huîtres et des mollusques, au fond des mers.

L'exode est indiqué *a fortiori* pour les médecins occupés, pour ceux qui sont constamment sur la brèche et ne cessent d'avoir le cerveau en ébullition. Ce sont, du reste, leurs clients, qui commencent par déserter Lutèce et son air municipal, dont aucune épithète malsonnante ne pourrait suffisamment qualifier la pestilence.

Tous ceux qui le peuvent disent momentanément adieu à ses bouches d'égouts, à ses boues matérielles et morales, à ses relents de tout ordre, pour gagner les plaines virgiliennes, pour aller se griser d'émanations vivifiantes, de sensations alpestres.

Je ne parle pas, à dessein, des malades qui sont envoyés dans les villes d'eaux et qui, à cause de la chronicité de leurs maux, ne sont pas libres de leur choix. Quelle que soit la station indiquée, ils auront l'avantage de profiter de la fraîcheur des bois et de l'odeur de santé qui s'en dégage.

Le public en ceci, comme en beaucoup d'autres choses, tient mieux compte des recommandations hygiéniques que ses propres conseillers. Ces derniers se réunissent généralement dans des locaux malsains, à commencer par l'Académie ; ils mangent à tort et à travers, à des heures indues et ne gardent généralement pas la mesure dans la plupart de leurs actes. Ce sont leurs clients, au contraire, qui se préoccupent méticuleusement des ptomaïnes de leur table et des microbes de leurs boissons, qui composent méthodiquement leurs menus et ne consomment que de l'eau garantie stérilisée, vierge de tout germe pathogène.

C'est le monde renversé ; mais comme il ne s'agit pas d'une mode passagère, que le souci bromatologique est parfaitement légitime, on peut espérer que nos confrères, après avoir fait d'excellentes ordonnances, finiront par se les appliquer et en faire leur profit.

Ce sera long, certainement ; nous sommes loin encore de l'époque où les fils d'Hippocrate mettront leurs paroles et leurs actes d'accord, où tout, dans leur intérieur, dans leur famille, dans leur personne, témoignera qu'ils sont convaincus, qu'ils attachent un grand prix aux recommandations, qu'ils font payer plus ou moins cher, selon leur notoriété.

En attendant que l'élite intellectuelle de nos compatriotes soit parvenue à obliger les médecins, sous peine de déchéance, à être des modèles de propreté, de prudence, de sobriété, de pondération, on ne saurait trop leur conseiller de se mettre périodiquement au cran de repos, de renoncer à la vie effrénée, peu rationnelle, qu'ils mènent habituellement, à l'âpre bousculade du combat où chacun cherche à conquérir honneurs et fortune. Beaucoup d'entre eux, qui sont pourtant arrivés et devraient se reposer, ne savent pas se divertir, prendre un plaisir, sortir à propos de leur courant habituel.

Aussi, qu'arrive-t-il? C'est qu'ils dégoûtent complètement leurs rejetons de la profession et que ceux-ci, ne voyant que les mauvais côtés, trouvent plus commode de grignoter les monacos de papa, de ne rien faire, d'être des nuls, des ratés, au lieu de travailler sans trêve et avec excès comme lui. Elles tiennent à ne pas se surmener, ces nouvelles couches, précisément parce que leur auteur ne s'est pas assez ménagé.

Donc, mes chers confrères, si rien ne s'y oppose, changez d'horizon, reposez-vous, profitez de toutes les félicités qui sont à votre portée, débouchez tous les flacons de protoxyde d'azote que vous avez sous la main ; bientôt il sera trop tard, si vous laissez échapper l'occasion.

Je n'irai pas jusqu'à paraphraser la thèse, qui frise l'immoralité, de Pierre Louÿs. Dans une *ascension au Venusberg*, la poétique colline de Vénus, rendue célèbre par Wagner, et « qui l'attirait comme une image, car elle était ronde comme un sein de femme et les crépuscules roses lui donnaient des teintes de chair », l'auteur soutient que l'éternité des châtiments sera uniquement réservée aux mauvais avares de la chair, ceux qui auront vécu rebelles à la grande loi de l'amour. Cet amour qu'ils auront repoussé pendant leur existence brève les suppliciera dans l'infini des peines futures

Admettons, si vous voulez, pour ne pas contrarier M. Bérenger, qu'il s'agit là d'une thèse égrillarde et excitante, tout au plus supportable après un fin repas, lorsque les aromes combinés du moka et des havanes enveloppent les auditeurs d'une sorte de nuage pudibond et autorisent les théories les plus échevelées, les plus imprévues. Mais cette boutade perdrait peut-être ses allures paradoxales, inconvenantes, si elle était transportée sur un autre terrain, un terrain fait pour conquérir tous les suffrages, comme celui des beautés de la nature en fête : Vraiment, dirai-je, à mon tour, à ceux qui dédaignent d'aller se rajeunir au spectacle des grands bois, des gaves torrentueux, des monts couronnés de vignes ou de moissons, vous êtes un affreux ingrat. Vous ne méritez pas de prendre part à un régal aussi enchanteur, la houle des blés et des seigles, l'allégresse de la lumière dans les frondaisons, la gloire de l'été dans les forêts ; un châtiment s'impose. Il faut que vous soyez punis de votre indifférence : quelle horreur, préférer vos turnes empestées, cercle ou brasserie, amphithéâtre ou maisons populeuses, aux relents d'humanité, à Flore ou à Zéphyre : c'est une indignité inadmissible.

S'il existe quelque part des dieux susceptibles, ils doivent dans leur courroux faire fondre sur votre demeure toutes les pestes et les purulences, toutes les foudres et les fléaux des temps primitifs.

A défaut de ces menaces, dont la perspective ne vous effraiera probablement pas, tant les anciens dieux de l'Olympe ont perdu de leur prestige, vous êtes au moins sûr de vous anémier, de vous amoindrir, de tomber dans les manies de ceux qui tournent sans cesse dans le même cercle, qui ne se renouvellent pas et ne changent pas au contact de ce changeant et mobile univers.

Si ce n'est pas pour vous, faites-le au moins pour les vôtres ; conservez-vous d'abord pour eux et renvoyez-les ensuite se refaire au loin, le plus loin possible, afin que votre femme et vos filles puissent vous revenir, avec une nouvelle perfectibilité physique, les yeux brillants, des roses au visage et de la neige... ailleurs !

Leur exportation sera ainsi largement justifiée et expliquera la grande joie de l'évasion de tous les Silvio Pellico de nos administrations, qui quittent si rarement leur rond-de-cuir. (N. B. On porte son auréole où l'on peut !)

Ah ! ils ne se feraient pas prier ceux-là, s'ils avaient la facilité de lâcher les cartons verts de leur bureau pour l'abat-jour de même couleur des hautes futaies bruissantes, pour les pommiers de Normandie, pour les sapins de l'Est et les pittoresques sauvageries d'une nature apaisante.

Rousseau leur a appris que rien qu'à marcher dans la campagne, au soleil ou sous des feuilles, on se mêle à la bonté des choses, on devient meilleur et plus aimant, on se renouvelle tout entier.

La villégiature s'impose à vous comme à tous les citadins atteints de cette débilité spéciale, de cette misère physiologique, sorte de cachexie innommée et mal définie, qui les mine à la longue.

C'est ce que les boutiquiers les plus modestes, les travailleurs les plus humbles ont parfaitement compris et je ne peux pas admettre que des médecins se montrent moins soucieux de leur santé. — Il faut que vous jouissiez du ciel, du soleil, de l'air pur ; je serais presque tenté de répéter avec Tolstoï : de citoyen maladif, ennuyé, devenez rustique, retournez à la loi naturelle du travail librement choisi, du travail physique, source de l'appétit et du sommeil.

LITTÉRATURE MÉDICALE

Après avoir subi les basses injures de certains plumitifs à gages, qui ont en vain cherché à abattre les têtes de pavots de notre corporation, celles qui émergent robustes et imposantes de la banalité générale, on est largement autorisé, comme contrepoids, à tourner le dos à ces aboyeurs, pour s'occuper des écrivains de bon aloi, qui, au lieu de jeter le discrédit sur la science médicale, ont cherché à s'en assimiler quelques éléments, ou ont laissé des descriptions, des observations, dignes de tous nos éloges.

Durant une récente villégiature de deux mois sur la côte d'azur, j'ai utilisé une partie de mes loisirs pour lire ou relire quelques auteurs connus. Je signalerai plus particulièrement certains passages de l'œuvre si remarquable des frères de Goncourt. Je citerai en premier lieu la description saisissante de la folie de *Charles Demailly*. Chaque mot porte et nous fait tou-

cher du doigt la triste déchéance, l'émousse-
ment de toutes les facultés du malheureux écrivain : « Entre lui et les sensations se rompait
peu à peu la chaîne des efforts et se glissait
quelque chose d'interrompu et de mort. Il se
faisait lentement en lui le travail sourd d'une
existence qui se décomplète, et où chaque partie
du moi, désagrégée et isolée de l'être, semble
perdre le pouvoir de se correspondre et de
réagir de l'une à l'autre. Il sentait s'opérer en
lui le désaccord de l'agent de l'intelligence avec
les organes corporels.

« Douloureux mystère ! Que la folie ne soit
presque jamais la nuit complète des idées, la
déportation d'une intelligence dans un monde
de visions qui arrache le transporté au souvenir
de sa patrie morale, de sa raison perdue ! —
Dans ces âmes hallucinées, dans ces cerveaux
qui se pétrifient, il y a des retours, des jours,
des lueurs ; il y a même chez quelques-uns la
certitude, l'affreuse certitude que ce qui habite
leur tête est un mensonge, que ce qui guide leurs
actes est une possession, que ce qu'ils croient,
que ce qu'ils entendent, que ce qu'ils touchent,

que ce qu'ils goûtent, est un jeu cruel et qui les trompe.

« Mais avant cela, avant le mal incurable, quand l'invasion commence, quand la folie n'est qu'une tentation, qu'un nuage, quand elle chatouille et tâte le cerveau qu'elle a marqué, mais qui ne dort pas encore dans sa main de plomb, — qui dira les étreintes, les souffrances, le débat épouvantable, ce duel désespéré de la pensée qui veille et se sent glisser, et glisse, enivrée de l'air de l'abîme, et luttant encore, et s'accrochant à ses dernières idées saines, comme le vertige s'accroche à des broussailles ? — Qui dira l'humiliation de cette faculté d'orgueil, la torture de cette raison ? — Et maintenant, faites déchirer par toutes ces douleurs un homme ayant mis toutes ses espérances précisément là, dans ce cerveau, un homme qui s'était flatté d'en régler la fièvre et d'en tirer la fortune de son nom et l'immortalité de ses idées ; qu'il sente, entre lui et ce qu'il voulait faire, le voile s'épaissir ; qu'il sente la veille et le lendemain de sa pensée lui échapper ; qu'il sente s'en aller pièce à pièce l'organe roi de son existence, et l'harmonie d'un monde à naître se briser en lui, vous aurez le supplice de Charles. »

. . . .

. . . .

Dans la délicate et touchante histoire de *Sœur Philomène*, je vous recommande la ronde de la mère dans la salle de l'hôpital de Rouen : « La nuit dort, le silence plane ; à peine si, de loin en loin, il sort de l'ombre immobile et muette un fripement de draps, un bâillement étouffé, une plainte éteinte, un soupir... Puis la salle retombe dans une paix sourde et mystérieuse.

« Les formes, les lignes s'ébauchent en tremblant dans le demi-jour incertain qui les baigne, tandis qu'entre les lits, les fenêtres hautes, mal voilées par les rideaux, laissent passer la clarté bleuâtre d'une belle nuit d'hiver, sereine et glacée.

« ... La sœur Philomène était entrée à l'hôpital avec un grand trouble. Elle avait vécu longtemps à l'avance avec cette idée d'hôpital, espérant par l'habitude se familiariser avec elle ; mais cette idée était devenue une obsession qui l'avait remplie de terreurs. De jour en jour, elle s'était sentie moins forte contre ces pensées, ces images poignantes qui assaillent le cœur du passant devant un grand mur d'hôpital troué de petites fenêtres. Son imagination, travaillant dans l'inconnu, se grossissait à elle-même l'horreur qui devait être là. Elle pressentait avec les yeux je ne sais quoi de pareil à ces planches d'anatomie coloriées qu'elle avait vues, étant enfant, quelque part, dans le quartier latin. Et dans le vague des choses, elle se créait, malgré elle, un idéal d'épouvante.

« Un souffle lui passa sur les tempes et sur les pommettes en entrant pour la première fois dans la salle où elle devait faire son service de sœur. Elle aperçut sur les poêles les pointes de fer à attiser le feu : elle les prit pour des fers à cautériser. Elle croyait qu'elle allait voir des instruments d'acier tachés de taches épouvantables, des morceaux de vivants, tout ce qu'on rêve, en frissonnant, de la chirurgie à l'œuvre!

« Elle ne vit rien de cela; mais des lits blancs, des rideaux blancs, du linge blanc. Il y avait partout la propreté, charmante à l'œil, d'une chambre de jeune fille.

« ... La convalescence babillait à demi-voix dans les lits murmurants. Et dans toute la salle,

il y avait tant de clarté, tant de paix et tant
d'ordre, le voile était si habilement jeté sur les
misères et l'ordure de tous ces corps, sur le
martyre de tant de douleurs, la toilette de
l'horreur était si bien faite, la souffrance était si
calme, l'agonie faisait si peu de bruit, que la
sœur fut tout étonnée d'être rassurée et calmée
par la réalité. Elle eut un sentiment de délivrance, de confiance, de joie ; elle se crut sauvée
des terreurs de son imagination, et elle fut
presque fière de se sentir plus forte qu'elle ne
l'avait espéré. »

. . . .

. . . .

Dans *Renée Mauperin*, qui constitue une
double peinture de la jeune fille moderne et du
jeune homme moderne, se trouve une thèse sur
la souffrance, que vous pourrez rappeler aux
malades, non résignés, qui ne la subissent
qu'avec révolte et courroux : « Elle se mit à lui
parler de tous les bons côtés de la souffrance,
de la source de tendresse qu'elle ouvre en nous,
des délicatesses de cœur et des douceurs de
caractère qu'elle donne à ceux qui acceptent ses

amertumes et ne se laissent point aigrir par
elle.

« Elle lui parla de toutes les misères et de
toutes les petitesses qui s'en vont de nous
lorsque nous souffrons, des instincts d'ironie
qu'on perd, du méchant rire qu'on dépouille, du
plaisir qu'on ne prend plus aux petites peines
des autres, de l'indulgence qui vient pour tout
le monde.

« Et M. Mauperin l'entendit remercier dans
la souffrance une épreuve d'élection. Elle parlait
de cet égoïsme et de toute cette matière dont
nous enveloppe la santé, de cet endurcissement
que fait le bien-être du corps, et elle disait
comme dans la maladie il y a dégagement et
délivrance, légèreté intérieure, aspiration de
nous-mêmes hors de nous. Elle parla encore de
la souffrance comme du mal qui nous ôte
l'orgueil, qui nous rappelle notre infirmité, qui
nous fait humains, qui nous mêle à tous ceux qui
souffrent, qui nous enfonce la charité dans la
chair. »

Le récit de la mort de Renée mérite aussi
d'être cité :

« Les signes et l'anxiété de la souffrance

s'étaient effacés sur la figure amaigrie de Renée. Une beauté d'extase et de suprême délivrance, devant laquelle son père, sa mère, son ami étaient tombés à ses genoux, la douceur, la paix d'un ravissement étaient descendues sur elle. Un rêve semblait mollement renverser sa tête sur les oreillers. Ses yeux grands ouverts, tournés en haut, paraissaient s'emplir d'infini ; son regard, peu à peu, prenait la fixité des choses éternelles. Dans tous ses traits, se levait comme une aspiration bienheureuse. Un reste de vie, un dernier souffle tremblait au bord de sa bouche endormie, entr'ouverte et souriante. Son teint était devenu blanc. Une pâleur argentée donnait à sa peau, donnait à son front une mate splendeur. On eût dit qu'elle touchait déjà de la tête un autre jour que le nôtre : la mort s'approchait d'elle comme une lumière ! »

. . . .

Je terminerai ces citations par la tirade qui suit la description de la fosse commune (ici dort la mort du peuple et le néant du pauvre) dans *Germinie Lacerteux* : « O Paris ! tu es le cœur du monde, tu es la grande ville charitable et fraternelle ; tes lois parlent d'égalité ; tes journaux parlent de progrès; tous les gouvernements parlent du peuple et voilà où tu jettes ceux qui meurent à te servir, ceux qui se tuent à créer ton luxe, ceux qui ont sué leur vie à travailler pour toi, à te donner ton bien-être, tes plaisirs, tes splendeurs, ceux qui ont fait ton animation, ton bruit, ceux qui ont été la foule de tes rues et le peuple de ta grandeur! Chacun de tes cimetières a un pareil coin honteux, caché contre un bout de mur, où tu te dépêches de les enfouir, et où tu leur jettes la terre à pelletées si avares que l'on voit passer les pieds de leurs bières! On dirait que la charité s'arrête à leur dernier soupir, que ton seul *gratis* est le lit où l'on souffre, et que, passé l'hôpital, toi si énorme et si superbe, tu n'as plus de place pour ces gens-là! — Tu les entasses, tu les presses, tu les mêles dans la mort, comme il y a cent ans, sous les draps de tes Hôtels-Dieu, tu les mêlais dans l'agonie!

« Encore hier, n'avais-tu pas seulement ce prêtre en faction pour jeter un peu d'eau bénite banale à tout venant : Pas la moindre prière! Cette décence même manquait! Dieu ne se dérangeait pas! Mais ce que le prêtre bénit, c'est toujours la même chose, un trou où le sapin se cogne, où les morts ne sont pas chez eux. — La corruption y est commune ; personne n'a la sienne, chacun a celle de tous ; c'est la promiscuité du ver ! — Dans le sol dévorant, un Montfaucon se hâte pour les catacombes... car les morts n'ont pas plus ici le temps que l'espace pour pourrir ; on leur reprend la terre avant que la terre n'ait fini, avant que leurs os n'aient une couleur et une ancienneté de pierre, avant que les années n'aient effacé sur eux un reste d'humanité et la mémoire d'un corps ! »

. . . .

Je vous laisse, mes chers lecteurs, sous l'impression troublante de cette page éloquente, qui devrait bien inspirer plus de pitié à la municipalité parisienne. — Dans nos campagnes, du moins, les paysans ont un petit coin respecté où ils peuvent reposer sans profanation jusqu'à ce que le fameux ange du jugement dernier vienne leur annoncer que l'heure d'entrer dans la lumière et de jouir d'un sort plus prospère est enfin arrivée.

MAXIMES DE LA ROCHEFOUCAULD

(Variantes plus ou moins médicales).

Les divisions et les querelles confraternelles ne dureraient pas longtemps, si le tort n'était que d'un côté.

Le médecin qui connaît le mieux la disposition admirable des organes du corps ne parvient qu'à force d'orgueil à s'illusionner sur ses imperfections intellectuelles et ses misères morales.

Ce qui vous fait croire si aisément que vos voisins ont des défauts, qu'ils exercent moins consciencieusement que vous-même, c'est la facilité que l'on a de croire ce que l'on souhaite.

Hélas ! la ruine du prochain fait plaisir à ses ennemis, quelquefois même à ses prétendus amis.

La sagesse est à l'âme ce que la santé est pour le corps.

De même que l'amitié paraît fade, à côté de l'amour, de même la reconnaissance immatérielle de nos clients nous paraît bien inférieure à leur gratitude monnayée.

Notre envie dure toujours plus longtemps que le bonheur de ceux que nous envions.

Quand vous entendrez un confrère en débiner un autre, vous constaterez facilement qu'on est d'ordinaire plus médisant par vanité que par malice.

Puisque vous vous jugez incapable d'une indélicatesse, n'en soupçonnez pas si facilement les autres.

L'intérêt, que les journalistes prétendent être le principal mobile de notre dévouement, mérite souvent d'être loué de nos bonnes actions.

On a fait une vertu de la modération, pour borner l'ambition des grands consultants et pour consoler les humbles praticiens de leur peu de fortune et de leur peu de mérite.

Ce qui fait que les chefs de service et leurs internes ne s'ennuient point d'être ensemble, c'est qu'ils parlent toujours d'eux-mêmes, de leurs titres scientifiques, de leurs travaux, de leurs projets, de leur clientèle. S'ils ont l'air parfois de refuser les louanges, c'est pour recevoir des compliments encore plus exagérés, cherchant même à se faire honneur de leurs défauts. L'extrême plaisir qu'ils prennent à parler de ce qui les concerne leur devrait faire craindre de n'en donner guère à ceux qui les écoutent.

Les passions des étudiants ne sont pas plus opposées au progrès scientifique que la tiédeur de la plupart des membres de l'Académie de médecine (que la tristesse résignée des mandarins, dirait Jules Lemaître).

Il paraît, du reste, que les vieux fous sont plus fous que les jeunes.

Quand il s'agit de rivalités professionnelles, il faut s'attendre à toutes les vilenies ; on ne devrait s'étonner que de pouvoir encore s'étonner.

La fortune paraît tout spécialement aveugle au médecin qui n'a pas réussi, tandis que son concurrent a rallié tous les suffrages.

Il faut gouverner la fortune comme la santé ;

en jouir quand elle est bonne, prendre patience quand elle est mauvaise et ne faire jamais de grands remèdes sans un extrême besoin.

Il est bien fâcheux qu'il y ait des médecins qui dégoûtent de la médecine, comme il y a des dévôts qui dégoûtent de la dévotion.

Ne cherchons pas à atténuer le mérite de nos confrères, à amoindrir leur valeur, à critiquer leurs livres ou leurs succès, puisque c'est prendre part en quelque sorte aux belles actions que de les louer de bon cœur.

La santé de l'âme n'est pas plus assurée que celle du corps ; et, quoique l'on paraisse éloigné des passions, on n'est pas moins en danger de s'y laisser emporter que de tomber malade, quand on se porte bien.

Il y a des rechutes dans les maladies de l'âme comme dans celles du corps. Ce que nous prenons pour notre guérison n'est, le plus souvent, que relâchement ou changement de mal.

Les défauts de l'âme sont comme les blessures du corps ; quelque soin qu'on prenne de les guérir, la cicatrice paraît toujours et elles sont à tout moment en danger de se rouvrir.

Le médecin le plus expert, le plus en vogue, qui croit pouvoir trouver en lui de quoi se passer de tous ses confrères, se trompe fort ; mais celui qui croit qu'on ne peut se passer de lui se trompe encore davantage.

On peut être plus fin qu'un autre, mais pas plus fin que tous les autres.

L'hypocrisie de quelques spécialistes, de certains exploiteurs patentés de grande et de petite marque, est un hommage que le vice, que l'indélicatesse, que la fourberie, rendent à la droiture et à la correction du plus grand nombre des fils d'Hippocrate.

Il y a des folies qui se prennent comme les maladies contagieuses : Par exemple, la raideur, les prétentions et la folie des grandeurs qui hantent plus d'une salle de garde.

Si nous n'avions point de défauts, nous ne prendrions pas tant de plaisir à en remarquer dans les autres.

De même, si nous n'avions point d'orgueil, nous ne nous plaindrions pas de celui du prochain.

Rien ne doit tant diminuer la morgue des inventeurs de théories et de panacées que de voir qu'ils désapprouvent dans un temps ce qu'ils approuvaient dans un autre.

De même que pour s'établir dans le monde, on fait tout ce qu'on peut pour y paraître établi, de même pour attirer la clientèle, on fait semblant d'en avoir une.

Il faut dissimuler pour attirer la confiance des autres.

Que nos aînés soient indulgents, car les défauts de l'esprit augmentent en vieillissant, comme ceux du visage.

Et puis, il est plus aisé d'être sage pour les autres que de l'être pour soi-même, et le mérite des hommes a sa saison, aussi bien que les fruits.

Notre repentir n'est pas tant un regret du mal que nous avons fait qu'une crainte de celui qui nous en peut arriver.

C'est une grande habileté que de savoir cacher son habileté.

Je rappellerai, en terminant, que Jules Levallois a dit ceci : « Si le Corbeau avait lu les *maximes* (de la Rochefoucauld), il aurait mangé tranquillement le fromage jusqu'au bout, et le Renard en aurait été pour ses frais d'éloquence. »

« Les Maximes, ajoute-t-il, dans sa préface, sont excellentes pour calmer notre amour-propre en ébullition, rabattre la présomption juvénile ou sénile, nous rappeler à la modestie. »

Et nunc erudimini !

NOS CHERS MORTS

Le malheur a percé mon vieux cœur de sa lance !
. . . .
Il pleure dans mon cœur comme il pleut sur la ville !
(VERLAINE).

Qu'il me soit permis de profiter de ce pieux anniversaire de la Toussaint, où on accorde une pensée tout spécialement émue à ceux qui ne sont plus, pour déposer une couronne sur le cénotaphe des bons Samaritains, qui nous donnèrent de grands exemples, pour leur adresser un salut plein de déférence.

Nous devons entretenir en notre mémoire, comme une lampe fidèle, un souvenir cordial pour ceux qui honorèrent notre profession. — Quelque chose de fraternel doit pleurer en nous sur leur trop fugace destin, malgré la clarté qui marqua leur passage. — On ne peut songer sans une profonde pitié aux innombrables martyrs de la corporation, non seulement à ceux qui eurent une mort héroïque, mais encore aux victimes ignorées qui passèrent humblement, en faisant le bien, dans quelque trou perdu, où le sort les avait jetés, laissant leur famille dans la nuit d'un deuil inconsolable.

En ce jour, où l'ombre de l'au-delà semble nous entourer encore plus que d'habitude, tournons les yeux avec sympathie vers ces tombes modestes, vers ces marbres illisibles, que la pluie froide de novembre sera peut-être seule à arroser de ses larmes, qui n'entendront que les sanglots et la plainte du vent dans les cyprès. Inclinons-nous avec recueillement sur le monticule lointain des médecins militaires, abandonnés dans la brousse, à Madagascar, en Indo-Chine ou ailleurs. — Souhaitons-leur les célestes compensations, les immuables béatitudes, que les croyants promettent au juste, à leurs yeux, la mort étant le chemin qui mène au royaume des vivants.

Il semble qu'à cette date, nous marchons comme entourés des fantômes de ceux qui nous furent chers ; qu'un peu de leur tendresse surgit des sombres ténèbres pour nous aider à patienter ; mais, en dehors des libérés, des évadés de la misère humaine, qui ont dépouillé leur enveloppe grossière de jadis, que de trépassés nous portons en nous et combien il est dur d'avoir à les exiler de notre âme, à les rayer de notre vie, femmes jadis aimées, néfastes comme Dalila, qui nous firent douter de tout, amis perfides qui ont trahi notre confiance, parents avides qui se sont démasqués pour une question de gros sous, pour un lambeau d'héritage, et ont sacrifié à leur rapacité tous les chers souvenirs d'autrefois. Ah ! les tristes épitaphes qu'il y aurait à composer sur ces ruines funèbres, où s'attachent des lambeaux saignants de notre cœur.

De pareilles meurtrissures endeuillent à jamais le cerveau et l'enveloppent comme d'un vague linceul ! C'est l'hiver en nous, avec des croix noires plantées sur nos illusions et nos rêves !..

. . . .

. . . .

— Bien des fois, en visitant des cimetières de province, où j'éveillais l'écho des caveaux mornes et rarement salués, des chapelles à l'abandon, envahies par le lierre, j'ai découvert des monuments funéraires élevés par la reconnaissance publique à nos aînés. — Ce n'est jamais sans émotion que j'entrevois ces marques d'estime, tout à l'honneur du défunt et de la municipalité qui en prit l'initiative. — Ces expressions de gratitude locale ne sont même pas aussi nombreuses qu'elles devraient l'être ; je ne crois rien exagérer en affirmant que la moitié au moins des médecins de nos campagnes mériteraient cet hommage suprême. — Le plus grand nombre sont dignes de l'apothéose finale, faible compensation au dévouement et aux déboires de leur existence.

Il ne se passe pas d'année et même de mois, sans que la presse signale la mort tragique de l'un des nôtres. — La torpeur des populations et des journalistes, qui nous injurient le reste du temps, est violemment secouée par de telles catastrophes et l'hommage s'impose. — Chacun s'incline avec un regret attendri devant la tombe creusée d'une façon aussi imprévue.

La pitié publique est plus difficile à émouvoir, lorsque le praticien est lentement emporté par une maladie qu'il a contractée au chevet de ses concitoyens, ou que l'un des siens succombe à une affection contagieuse, dont il a rapporté les germes au logis. — On peut dire qu'en temps d'épidémie, le médecin côtoie presque constamment un précipice, et il peut y rouler sans bruit, tout comme l'infortuné confrère qui fut trouvé au fond d'un ravin, l'hiver dernier, avec le paysan qui, par une nuit de tempête, était venu le chercher pour sa femme.

Cette perspective ne l'empêchera pas de s'exposer bravement, avec un zèle d'apôtre, chaque fois qu'on le réclamera et qu'il y aura un être défaillant à relever, un devoir à remplir. — Être utile à ses semblables, travailler pour sa famille, c'est du reste la seule raison qu'on ait de vivre, lorsqu'on est arrivé à la cinquantaine. — Il y a là un motif pour se faire durer, pour se raidir et résister à l'usure des ans. — J'estime, sans paradoxe, que, lorsqu'on n'a aucune infirmité et à moins d'accident imprévu, on peut parfaitement ne faire connaissance que fort tard avec Caron. — Il suffit de le bien vouloir et de suivre en conséquence une hygiène irréprochable. Du jour où l'on a atteint son but, casé ses enfants et même vu pousser ses petits-enfants, on peut s'abandonner, et se préparer au grand voyage. — Agir autrement, ce serait de l'indiscrétion !...........
. . . .

Un de nos grands écrivains a dit ceci : « Lorsqu'un homme d'une haute culture et d'un grand cœur s'en va, alors qu'il a toujours eu la conscience pure de vilenie et nette de forfaiture, il faut d'abord plaindre ceux qui se partageaient sa tendresse ; ceux qui jouissaient de son commerce si doux et aussi cette foule d'amis inconnus, qu'il aidait à résoudre les questions suprêmes et qui se sentent aujourd'hui bien solitaires, en face de l'éternelle énigme. Mais je ne sais s'il faut le plaindre lui-même et s'il ne faut pas compter plutôt parmi les heureux ces ouvriers de la bonne tâche qui meurent entiers, en laissant derrière eux, avec le souvenir d'une vie qui n'encourut jamais le reproche, celui d'un esprit qui ne connut jamais la défaillance. *Spes illorum immortalitate plena est.* »

C'est le cas de rappeler la jolie pensée émise par un rédacteur du *Temps*, à l'occasion de la translation des restes de Pasteur, dans la superbe crypte de l'Institut de la rue Dutot : « Paris, qui avait déjà le tombeau de Napoléon, si propre à enseigner le néant des œuvres de la force, a désormais le tombeau de Pasteur, si propre à enseigner la toute puissance bienfaisante de la pensée ! »

Oui, évidemment, un homme d'élite ne saurait

subir une éclipse totale ; il reste avec nous, en nous, dans ce que nous avons de meilleur, dans nos esprits charmés et fécondés par lui, dans nos cœurs réchauffés par la chaleur de sa flamme. Mais je ne veux pas admettre non plus l'anéantissement complet pour la plupart d'entre nous, qui restons dans une honnête moyenne et dont le passé, malgré les défaillances inévitables, peut se résumer ainsi : Peu de mal et pas assez de bien, regret tardif d'avoir perdu de nombreuses occasions de bien agir.

Je ne saurais graver sur leur pierre la désespérante épitaphe : *Hic jacet pulvis, et cinis, et nihil* ! — Avec le bon Coppée, qui, dernièrement, faisait son examen de conscience, sur ses oreillers trop chauds de fiévreux, j'ai confiance, et, comme lui, « je me demande quelquefois tout bas pourquoi l'homme, de qui le libre arbitre est subordonné à tant de forces indépendantes de sa volonté, serait comptable de toutes ses actions dans une existence dont il n'a pas sollicité le douteux bienfait. Et de là à croire que tous, même les plus coupables, sont absous devant une vérité supérieure, il n'y a pas loin. — Cette idée absurde et barbare d'un Dieu implacable, infligeant des peines éternelles, n'a jamais pu se loger dans mon cerveau. »

Sans faire le malin ni l'esprit fort, je ne me résous pas à désespérer pour le plus grand nombre des médecins qui eurent les mains pleines de baumes, qui furent doux et compatissants pour leurs compagnons de chaine, pour leurs voisins de bagne, qui ne connurent jamais la dureté ni la sécheresse, « qui n'enfermèrent pas la charité du genre humain dans les limites d'un système moral, qui eurent souci de toutes les misères, ayant dans l'âme plus de douceur que n'en permettent les lois, les mœurs et les croyances diverses des peuples. » — Je me sens pleinement rassuré pour eux, malgré le mystère inquiétant des nécropoles ; après avoir écarté toute vision d'épouvante, je me plais à rêver pour eux de paix et de sérénité sans fin, de réincarnation supérieure.

Invideo quia quiescunt : Il faut encore plus les admirer et les bénir que les plaindre ; peut-être devrions-nous même leur porter envie, puisque, après avoir été ballottés par le temps et les événements, comme de tristes épaves, ils ont trouvé quelque part, dans le vaste inconnu des mondes, le repos sans trouble auquel ils avaient tant de droits, puisqu'ils connaissent peut-être le mystère des univers et de l'infini !

En la morne tristesse de cette aube blafarde de novembre, aux perverses fraîcheurs, alors que la brume enveloppe la terre et que tout agonise dans les champs, que la nature semble associer son deuil à celui des âmes, pour vous consoler des déceptions de l'heure présente, puissiez-vous entrevoir également l'aurore d'un lendemain réparateur, d'un avenir plus équitable.

Que la plainte lointaine des cloches, qui épandent sur la ville comme des appels de prière, comme d'incertaines lamentations, loin d'aggraver la mélancolie de vos âmes, emporte au contraire votre pensée loin des sombres réalités. — Voilez vos regrets de crêpe ; pleurez, si bon vous semble, sur le néant qui est au fond de toutes nos joies, sur la flore de vos illusions si vite fanées et dévastées, mais sans amertume ni lâche découragement.

Un dernier coup de collier, frère, avant de passer sous la faulx macabre, en attendant le néant et le cyprès final, ou, mieux, l'affranchissement suprême : Qui sait, c'est cet effort ultime qui sera pour vous la rédemption, le couronnement d'une carrière bien remplie !

SOUHAITS DE NOUVEL AN

Dans les plis de sa robe, hélas, qu'apporte-t-elle,
Elle aussi ? — L'inconnu n'est-il pas son parrain ?
Est-ce, au lieu de la paix, la discorde mortelle ?
Est-ce la joie ou le chagrin ?

Encore une qui se termine et va tomber dans le gouffre de l'oubli ! Puisse sa chute ne pas vous causer trop d'attendrissement, ne pas réveiller en votre cœur de souvenirs pénibles, d'insalubres tristesses, à propos de ce qui vous advint de rose ou de noir.

Salut à l'an nouveau, que je voudrais voir surgir tout souriant et nimbé des couleurs de l'espérance, du fond de cet insondable gouffre où s'élabore notre destinée. C'est alors qu'il mériterait grande sonnerie pour son avènement !

Qu'il vous donne du moins l'illusion du bonheur pendant quelques heures, pendant quelques jours. Je souhaite que cette trêve se prolonge fort longtemps, pour chacun de mes lecteurs, qu'ils soient plus choyés, plus favorisés que par le passé. — Que la détente soit complète pour ceux qui ont à redouter les tristesses de l'amoindrissement cérébral, de l'accablement corporel, qui sont sans cesse à la tâche et qu'ils puissent recommencer ensuite leur louable besogne, avec plus de cœur que jamais. Les occasions de se dévouer ne leur manqueront pas, la chose est certaine, et on peut l'affirmer d'avance. — Puisse leur abnégation être à la hauteur des misères à soulager !

Puisse un rayon inattendu éclairer ou dissiper les ombres de leur laborieuse existence !

Je vous souhaite de nombreuses félicités, prosaïques ou éthérées, paradis sensuels de Mahomet ou perspectives plus immatérielles des idéalistes, à votre choix et selon vos goûts personnels.

Soyons tout à la joie, c'est ce qu'il y a de mieux à faire, puisque nous voilà arrivés à cette période de désarmement général, où les physionomies les plus moroses s'éclairent elles-mêmes, avec la perspective des étrennes. — Nous avons passé l'âge où on en reçoit, mais c'est encore fort agréable d'en donner, lorsqu'on le peut.

Un beau merci, bien sincère, avec une pointe d'émotion, a aussi son charme.

Il faut donner, donner toujours et le plus possible ; c'est par la bonté que nous valons quelque chose. — C'est un véritable plaisir pour les cœurs généreux et il n'y a pas de plus grande joie que de faire sourire autour de soi.

Bah ! la vie n'est pas si mauvaise qu'on veut bien le dire ; il y a encore de bons moments dans l'existence.

Un rimailleur, qui doit friser la maussade cinquantaine et redouter de nouvelles avaries pour l'avenir, a écrit ceci dans un moment de détresse morale ; on y perçoit comme l'écho de quelque tourmente intérieure :

Ce que l'on n'a jamais, c'est le bonheur suprême,
C'est la fidélité de celui que l'on aime,
C'est la maison qui n'a pas de tristesse au seuil,
C'est un jour sans soucis, sans douleurs ou sans deuil.
Ce que l'on n'a jamais, c'est un ciel sans nuage,
C'est le rêve exaucé, c'est un parfait ménage,
C'est la médaille sans un vulgaire revers,
C'est un sonnet avec quatorze jolis vers.

Évidemment, il y a une grosse part de vérité dans ce qui précède, mais enfin les années se suivent et ne se ressemblent pas fatalement. —

A défaut de félicités sans nuages, ce qu'on peut avoir, « comme un rayon de soleil dans la nuit la plus sombre », c'est la sérénité de l'âme, la vigueur intellectuelle, des affections cordiales et de choix, où on fraternise d'idées et de sentiments. — On peut être heureux en travaillant constamment à s'affiner, à réfréner ses mauvais instinct, en ayant une conscience d'une propreté et d'une probité méticuleuses, en prodiguant l'or de son expérience à défaut de l'argent de sa bourse, en apportant les consolations et les paroles qui apaisent aux plus lamentables infortunes, en prêchant d'exemple, en travaillant à accroître son patrimoine moral et même matériel. — Pour ceux qui habitent la ville, il est facile d'avoir des clartés de toutes choses, de recevoir des empreintes nouvelles, de se réchauffer à de nombreux foyers intellectuels. — Les fêtes artistiques de bon aloi sont de tous les jours et on peut en prendre sa part de temps en temps, avec ou sans billet de faveur.

On y est mieux placé qu'ailleurs pour payer son tribut à la solidarité et venir en aide aux mendicités faméliques, à tous ceux qui se débattent dans l'ornière des basses réalités.

Voilà autant de sources de satisfactions intimes auxquelles des esprits délicats ne sauraient rester insensibles ; je vous désire d'en savourer fréquemment la douceur, de concert avec une compagne d'idéal ou un camarade d'élection.

Les anciens eux-mêmes, à défaut de félicités présentes et après avoir oublié les rancœurs d'autrefois, peuvent encore vivre les bonheurs déjà vécus et se griser de l'exquise ivresse des souvenirs ; leur chanson intérieure est si berceuse, a tant de joliesse !

Qu'ils se contentent de ces miettes, comme les moineaux de nos squares accueillent avec des pépiements de satisfaction ce qu'on veut bien leur jeter, puisqu'on ne peut pas rendre leur brillant éclat aux ailes fanées du papillon.

Les pessimistes prétendent qu'il est décourageant de jeter un coup d'œil en arrière ; ils s'obstinent à n'évoquer (avec l'accent brisé des abdications irrémédiables) que ce qu'il y eut de gris et de morne dans les 365 jours qui viennent de s'écouler, laissant inexaucés une partie des vœux formulés à leur naissance. C'est pour eux comme un bout de l'an funèbre, enténébré de mélancolie.

Cependant, soyons justes, quelques-uns de ces rêves ont pourtant été réalisés ; il n'a pas toujours fait mauvais temps ; il y a eu des journées radieuses.

Chers amis, les heures tristes sont passées ; ne songez plus qu'aux heures amènes et ensoleillées qui peuvent advenir encore.

Tous les ans, à pareille époque, je regrette de ne pas disposer des trésors de feu Sardanapale, pour pouvoir les faire tomber en pluie d'or sur le corps médical tout entier.

Quel dommage qu'il n'y ait plus de fées bienfaisantes, comme on nous le laissait croire autrefois ; elles pourraient confier leur baguette enchantée à plus d'un médecin, qui leur indiquerait les chaumières sombres et les taudis lamentables, où la charité serait bien accueillie.

Le bonhomme Noël est trop aristocrate pour pénétrer dans ces humbles demeures ; il ne vide sa besace que dans les cheminées dont la chaleur l'attire, qui sentent l'aisance et le confort. J'aime à croire que nos confrères ruraux, plus équitables et si estimables, le remplacent avantageusement auprès des petits misérables, qui ont en vain tendu leurs bras vers lui, avec des

yeux suppliants faits pour attendrir tout autre
que ce vieillard méthodique et routinier.

Ah ! si cela ne dépendait que de moi, si je
disposais de la toute-puissance, seulement pour
une heure, je vous promets que je ne perdrais
pas mon temps et que j'en ferais pleuvoir à profusion des largesses, des bénédictions, du bonheur, sur tous mes frères en Hippocrate, sans
oublier leurs femmes et leurs filles, même celles
qui ne sont ni jeunes, ni jolies.

Quelle belle besogne on pourrait faire avec
soixante minutes bien employées et un parti-
pris fortement arrêté de réparer l'injustice et
d'apporter de l'espérance à ceux qui s'abandonnent, aux heures désolées où « les regards
inquiets cherchent un phare dans l'ombre. »

Comme j'aimerais à remplir l'escarcelle de ce
bon Samaritain, qui n'a jamais assez à distribuer
à plus pauvre que lui, qui ne se contente pas de
prodiguer ses soins gratuitement, mais voudrait
pouvoir y ajouter les médicaments nécessaires,
quelques victuailles et des vins généreux. Sa
cave est tarie depuis longtemps ; vite, accumu-
lons les crus de choix, aux tons d'ambre et de
rubis, derrière ses pauvres fagots.

Allons, dépêchons, il y a fort à faire ; dévoilons les secrets thérapeutiques les plus merveilleux, les plus imprévus ; plus d'épidémies, leur sérumthérapie est acquise ; nous avons rendu la vie moins triste, épargné des millions de deuils ; toutes les idolâtries viennent se fondre en un culte suprême, l'amour d'autrui ; toute cause de rivalité a disparu et les enfants de notre grande famille sont cordialement unis, pour le plus grand bien de l'humanité.

Quelle perspective ! — Quel rêve agréable ! Quel dommage que je ne puisse réaliser tout cela, que je sois obligé de me contenter de l'intention. Je le regrette sincèrement, n'en doutez pas.

Puisque je ne puis pas corriger le hasard, comme je le voudrais, réparer ce qui est réparable, apporter une nouvelle vaillance à ceux qui en ont besoin, rendre faciles les digestions des plus hâves pessimistes, leur suggérer des inspirations heureuses, de la belle humeur, de la confiance, je voudrais au moins vous quitter sur une bonne impression.

Dans ce but, je suis allé consulter une somnambule célèbre, tout aussi clairvoyante et extralucide que Mme Léonora et d'une force extraordinaire sur la cartomancie égyptienne et l'examen du marc de café. Elle m'a fait entrevoir les perspectives les plus séduisantes, et, comme je me figure que quantité de nez, divers de tons, mais ayant tous la même nuance interrogatoire, sont dressés vers moi, je ne résiste pas au plaisir de vous conter la chose.

C'est ainsi qu'elle m'a affirmé, qu'en l'an béni qui va commencer, les malades se montreront d'une reconnaissance exceptionnelle et acquitteront leurs notes d'honoraires avec la plus scrupuleuse exactitude.

Il y aura des bons de pain pour tous les confrères réduits à l'indigence, un désarmement général entre les rivaux les plus acharnés; les rancœurs se fondront à la flamme des renoncements qui purifient. On rentrera les griffes; on aura de la tenue, de la réserve, devant le bourgeois. On cessera de se dévorer et par conséquent d'avoir des indigestions; bien plus, le débinage fera place à une admiration réciproque.

La magistrature fera toujours pencher ses fameuses balances de notre côté, et, comme l'archange Michel terrassant le dragon, nous délivrera de l'exercice illégal de la médecine.

Les pharmaciens, s'inclinant enfin devant notre suprématie dans la hiérarchie scientifique, cesseront de donner des consultations et se contenteront de bien gérer leur officine, de nous fournir des médicaments irréprochables, non frelatés.

Pour le plus grand prestige de la légion d'honneur, qui ne peut qu'en être relevé, au 14 juillet et au 1er janvier, sous le regard maternel de Marianne, les coquelicots officiels fleuriront quantité de boutonnières méritantes, au lieu de s'étaler sur la bedaine mal acquise des épiciers éméchés, des industriels obséquieux, thuriféraires du pouvoir, des financiers véreux et autres tripoteurs que Mazas attend.

Quelques hommes justes et intègres parviendront à réformer cette Sodome, baptisée si arbitrairement du nom d'assistance publique, où, sur 20 francs destinés aux pauvres, 19 sont absorbés par les frais généraux et les budgétivores : Ce sera juste le contraire qui aura lieu.

Quelle hécatombe de ronds-de-cuir inutiles!

Hélas! pauvres cigales salariées, la bise va

souffler et l'administration n'en marchera ni moins sûrement, ni plus lentement qu'à l'ordinaire.

Bref, tout permet de croire, d'après la pytonisse, que l'an 1898 ne représentera pas un chiffre banal dans la liste monotone des calendriers, qu'il marquera au contraire une date éclatante dans l'histoire, consolera bien des tristesses et lavera bien des hontes.

. . . .

. . . .

Fariboles que tout cela ; assez de prophéties menteuses ; vous n'avez pas plus de tuyaux que moi, s'écrie un disciple de saint Thomas, qui voudrait nous empêcher de nous illusionner en rond.

Elle sera aussi maigre que la défunte, s'écrie-t-il, avec un scepticisme découragé, aussi empestée d'influenza, votre nouvelle venue ; le temps videra dans l'éternité les douze sacs de sa hotte annuelle avec la même régularité insipide ; après un certain nombre de lunes, nous serons un peu plus lézardés, un peu plus abattus et le néant de vivre nous apparaîtra plus noir encore.

Voilà ce qu'il est permis d'en augurer sans risque.

C'est possible ; mais gardez donc cela pour vous, esprit chagrin et grincheux ; nous préférons l'oublier et compter sur quelques surprises, sur de l'imprévu renouvelable.

Nous étions si agréablement bercés ; vous avez failli nous faire perdre le charme d'une belle illusion ; nous voulons croire à la marche à l'étoile, marche lente mais sûre, vers laquelle se dirigent les hommes dans la nuit, la fièvre de l'espérance au cœur.

Laissez-nous rêver paisiblement.

TABLE DES MATIÈRES

MACON, PROTAT FRÈRES, IMPRIMEURS.

TRAITEMENT DE LA CONSTIPATION
PAR LA
CASCARINE LEPRINCE

Les recherches de M. LEPRINCE ont abouti à isoler de l'écorce du Cascara sagrada le principe actif auquel cette plante est redevable de son action laxative. Ce principe, connu sous le nom de **Cascarine**, est une substance cristallisée, douée d'un pouvoir antiseptique très net, et d'une action copragogue, dans le sens idéal du mot ; il faut entendre par là que la **Cascarine** provoque l'évacuation des matières fécales sans purger. Elle excite la sécrétion de la bile qui est un excitant des contractions intestinales, en même temps qu'elle fait contracter l'intestin, en vertu d'une action directe exercée sur les fibres lisses de ce conduit. La **Cascarine** est bien distincte des autres principes de l'écorce, qui seuls provoquent des coliques.

La **Cascarine** représente ainsi un copragogue anodin, d'un effet aussi sûr qu'inoffensif, et dont l'usage n'entraîne pas l'accoutumance.

L'expérience a montré que, prises régulièrement à la dose de 2 ou 3 par jour, une à chacun des principaux repas, ou le soir en se couchant, les **Pilules de Cascarine Leprince** produisent en très peu de temps l'effet voulu, la régularisation des selles ; une fois ce premier résultat atteint, il suffit, pour le maintenir, de réduire la dose quotidienne à une pilule prise le soir.

Avis important : La **Cascarine Leprince** n'étant pas un purgatif drastique, son action est quelquefois lente à se manifester ; il faut débuter par deux pilules le soir au coucher, augmenter ou diminuer suivant le besoin et continuer son usage aussi longtemps que l'intestin le réclame. La guérison sera certaine.

PRIX : 3 fr. franco par la poste, contre mandat.

DÉPOT DANS TOUTES LES PHARMACIES

24, rue Singer, Paris.

PAIN ANTI-DIABÉTIQUE
FOUGERON

Siège social : 30, rue Saint-Augustin, PARIS.
(Près l'Avenue de l'Opéra).
Dépôt : 15, rue Lucas (Près la Grande-Grille), VICHY
Agences : LONDRES et NEW-YORK.

La consommation journalière du **Pain Fougeron** varie de 150 à 200 grammes par jour ; on réduit même la quantité à 100 grammes, dès que le sucre a baissé.

Le malade choisit la forme qui lui plaît, en *Pavé*, *Biscuit*, *Macaron* ou *Madeleine* ; malgré la forme, la **composition ne varie pas**.

1° **La forme Pavé**. — Ces pavés sont pleins ou troués : ceux pleins peuvent se couper en tranches que l'on fait rôtir afin d'y pouvoir étendre du beurre dessus, ou bien ils peuvent se manger avec les aliments.

2° **Les Macarons** et **Madeleines** sont pour les personnes qui préfèrent avoir un peu plus de croûte, ils peuvent également être consommés avec les aliments.

3° **Les Biscuits** peuvent servir pour les aliments ; mais ils sont préférables dans le thé ou le café.

4° **Les Gâteaux** marqués F., les **plats cannelés**, ainsi que les **ronds cannelés** sont faits pour être conservés plus longtemps que les nᵒˢ 1, 2 et 3, on les consomme peu avec les aliments ou comme dessert. C'est laissé au goût du malade.

Le *pain*, les *gâteaux* et la *semoule* anti-diabétiques Fougeron sont du prix de 8 fr. le kilogramme pris à Paris.

Au-dessus de trois kilogrammes, *franco* pour la France.

Port en sus pour *l'Etranger*. 20

BAUME ANALGÉSIQUE
BENGUÉ

Menthol, Salicylate de Méthyle et Lanoline

Cet analgésique externe, pouvant servir d'adjuvent aux pulvérisations de chloréthyle ou d'anestile, ou même les remplacer avantageusement dans certains cas, est surtout utile dans le traitement du rhumatisme sub-aigu ou chronique, les arthropaties de tout ordre, mais surtout de nature goutteuse, la plupart des névralgies intercostales, sciatiques, les douleurs pleurodyniques, gastro-intestinales, hépatiques, chaque fois qu'il existe un élément douloureux, mal défini, qu'il importe de faire cesser.

L'action du Baume analgésique Bengué se manifeste par une chaleur intense mais non désagréable qui atténue presque immédiatement la douleur; les applications peuvent être répétées sans inconvénient car la peau n'est pas altérée comme cela arrive avec la teinture d'iode. — Le médicament est renfermé dans des étuis en étain, pour éviter toute évaporation des substances actives; en pressant le fond du tube on fait sortir du baume gros comme une noisette environ ou plus si la surface douloureuse est grande, on étend le baume sur la peau et on enveloppe soigneusement d'ouate; recouvrir l'ouate de taffetas gommé; on peut à la rigueur se contenter de mettre une feuille de taffetas gommé ou une feuille d'ouate.

PRIX : 2 fr. le tube.

Docteur BENGUÉ, Pharmacien, 47, rue Blanche, Paris.

CACAO-KOLA-CANZUCH

TONI-RÉPARATEUR PAR EXCELLENCE

Cette préparation est particulièrement indiquée dans les convalescences lentes, dans les maladies de langueur, dans tous les cas d'anémie, de débilité, de surmenage, où il s'agit de faire provision de vigueur et d'énergie, de soutenir le système nerveux, de prévenir l'amoindrissement physique et moral.

Le Cacao-Kola-Canzuch s'impose aux cyclistes, aux touristes, et est d'un effet très puissant chez les personnes qui suivent un traitement thermal et climatique. Il aide à supporter sans fatigue le massage et tout autre exercice physique, combat l'essoufflement et rend la respiration plus facile, à la dose d'un verre à liqueur matin et soir. Celui-ci remplace avantageusement les préparations alcooliques que l'on prend après les repas.

Vente en gros et dépôt général pour la France : P. FOLLIET, pharmacien-chimiste, Aix-les-Bains.

A Paris : Pharmacie VICARIO, 17, boulevard Haussmann.

A Londres : ROBERT et C°, 76, New Bond Street.

A Constantinople : Pharmacie britannique Canzuch.

Prix du flacon : 5 francs.

BALSAMINE ORIENTALE CANZUCH

Eau de beauté, talisman favori des grandes dames d'Orient.

Le soleil, les chaleurs, le froid, la fatigue, les longues stations dans les milieux poussiéreux, hâlent le visage et le couvrent de taches, de boutons, de gerçures, de crevasses, etc., etc.; tous ces inconvénients disparaissent par l'usage journalier de la **Balsamine Orientale Canzuch**.

PARIS : Vente en gros et détail chez HOUBIGANT, 19, faubourg Saint-Honoré.

DÉPOTS A VICHY : Pharmacie Centrale, pharmacie de la Grande-Grille.